O PONTO DE PARTIDA

OUVINDO A VOZ QUE TRANSFORMA DESTINOS

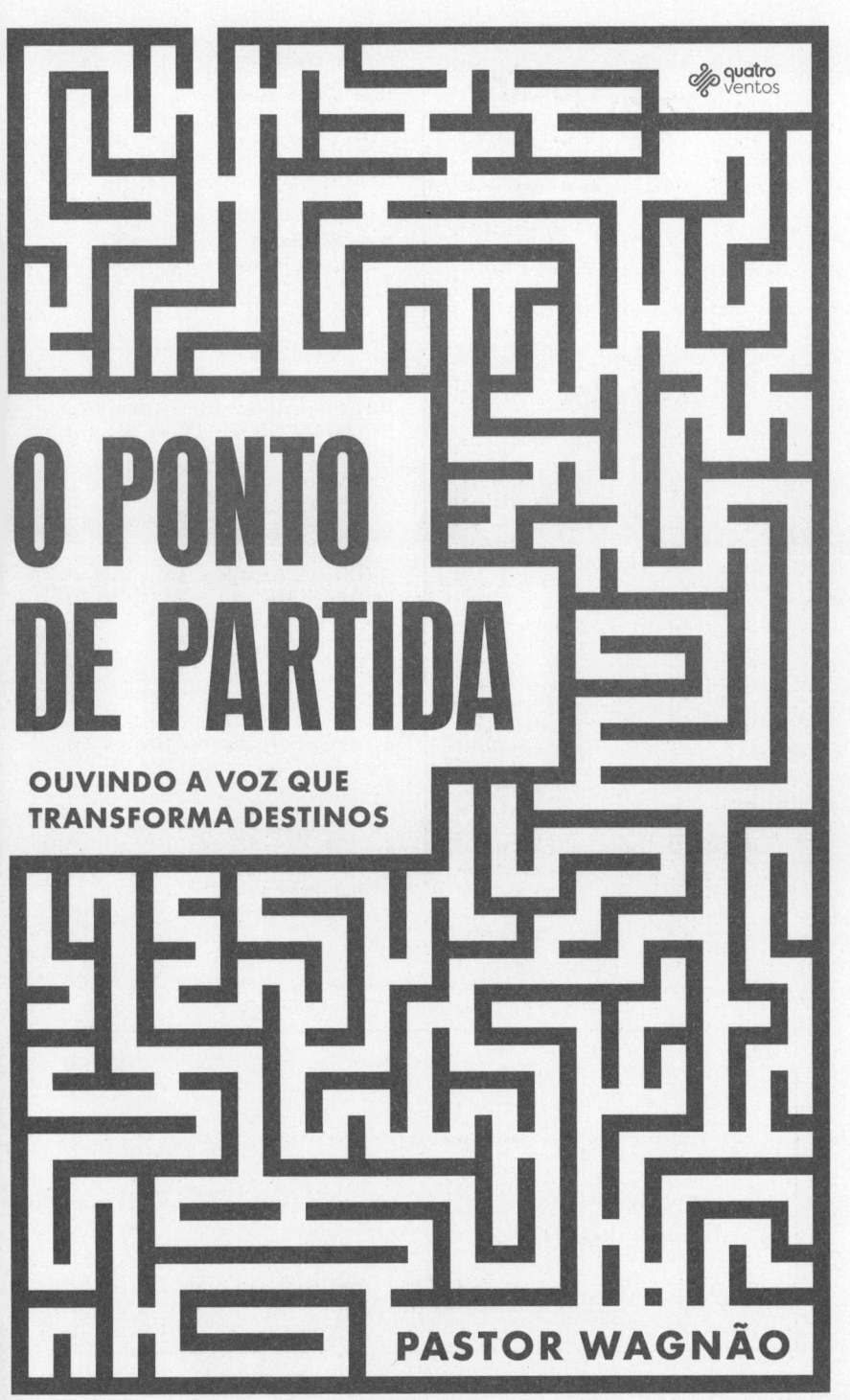

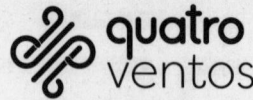

Editora Quatro Ventos
Avenida Pirajussara, 5171
(11) 99232-4832

Todos os direitos deste livro são reservados pela Editora Quatro Ventos.

Proibida a reprodução por quaisquer meios, salvo em breves citações, com indicação da fonte.

Diretor executivo: Raphael T. L. Koga
Editora-chefe: Marcella Passos
Gestora de Projetos: Acsa Q. Gomes

Editora responsável:
Hanna Pedroza

Editores:
Carolyne Larrúbia D. Lomba
Felipe Gomes

Estagiária editorial:
Rebeca Rocha

Revisora: Marcella Passos

Equipe de Projetos:
Ana Souza
Melissa F. Aquile
Tamires C. de Assis
Witalo Silva

Coordenação do projeto gráfico: Suzy Mendes
Diagramação: Suzy Mendes
Capa: Vinícius Lira

Todas as citações bíblicas e de terceiros foram adaptadas segundo o Acordo Ortográfico da Língua Portuguesa, assinado em 1990, em vigor desde janeiro de 2009.

Todo o conteúdo aqui publicado é de inteira responsabilidade do autor.

Todas as citações bíblicas foram extraídas da Nova Almeida Atualizada, salvo indicação em contrário.

Citações extraídas do site *https://bibliaonline.com.br/naa*. Acesso em julho de 2023.

1ª Edição: outubro 2023

Catalogação na publicação
Elaborada por Bibliotecária Janaina Ramos – CRB-8/9166

M236p

Malagues, Wagner

O ponto de partida: ouvindo a voz que transforma destinos / Wagner Malagues. – São Paulo: Quatro Ventos, 2023.

128 p.; 15,5 X 20,8 cm

ISBN 978-65-89806-71-4

1. Liderança cristã. 2. Vida cristã - Doutrina bíblica. 3. Família. I. Malagues, Wagner. II. Título.

CDD 253

SUMÁRIO

11   Introdução

21   1 | Filiação e identidade

39   2 | Entendendo o seu propósito

57   3 | Agradando ao Senhor

75	4 | Obediência
93	5 | Rasgando a multidão
109	6 | Permanecendo na visão
123	Posfácio

Primeiramente, dedico este livro ao Autor e Consumador da minha fé, Jesus Cristo, Aquele que me conduz. Sem Ele, a vida não teria sentido. Ele me amou primeiro, e eu O amo com todas as minhas forças e todo o meu entendimento!

À minha esposa, Taty, pois eu jamais teria amadurecido sem ela.

Aos meus filhos, David, Asaph e Chloe, nossas flechas! Tenho certeza de que eles irão muito mais longe do que um dia nós imaginamos ir.

INTRODUÇÃO

Eu sonhei com você que está lendo este livro! E como coincidências não existem nos planos de Deus, tenho plena certeza de que a obra que está em suas mãos não teria chegado até você sem a intervenção do Senhor. Os Seus feitos jamais são meras consequências do acaso, muito menos de um destino incerto. A Sua sabedoria e ciência são profundamente insondáveis, e tudo o que Ele faz é intencional.

Enquanto escrevo estas palavras, o Espírito Santo está aqui, trazendo-me à memória a promessa que recebi anos atrás por meio de um sonho: a de que a minha vida seria um instrumento para alcançar muitas outras. Comigo também estão a minha esposa e os meus filhos, e, envoltos na doce presença do Espírito de Deus, temos convicção de que este projeto nasceu no coração do Senhor antes de ser um desejo meu. Sou apenas um mensageiro do Rei.

Por isso, tenha em mente que, para além das minhas experiências pessoais e um punhado de relatos sobre o meu passado, as histórias contadas nestas páginas são sobre o poder de Deus. Recomendo que use este livro à vontade, destaque bem as passagens bíblicas e anote aquilo que o Criador lhe disser, pois creio que essa será uma ferramenta para que, entre outras coisas, você lembre que a sua existência não foi um erro, mas, sim, um projeto do Pai Celestial para honrar o Seu santo nome.

A minha oração é para que esta leitura impacte a sua vida poderosamente; que seja um instrumento do Espírito Santo para transformá-lo, ressignificar o seu passado e mudar a sua história, tal como Ele fez comigo. Que você passe a crer que a mesma Graça que recaiu sobre mim está disponível para a sua vida. A sua decisão de servir genuinamente a um Deus tão poderoso pode mudar toda uma geração para sempre!

O vislumbre de um futuro glorioso veio a um jovem rapaz chamado Wagner — este que vos fala — no ano de 1997. Eu tinha dezessete anos de idade quando conheci Jesus e, hoje, contemplo os planos d'Ele sendo cumpridos em mim e provo de Sua inesgotável fonte de bondade.

Eu me lembro de que, quando comecei a caminhar com Cristo, a coisa que mais ouvia nos cultos, nas canções, em conversas com irmãos e por meio dos profetas, era que a minha vida tinha um propósito. Passei algum tempo tentando entender o que isso significava, sabendo que não estava sozinho nessa, já que a busca pela descoberta do motivo de estarmos na Terra é comum entre nós, humanos.

Acredito que ninguém além do próprio Criador seja capaz de falar sobre a Sua obra com exatidão. Logo, se somos todos criação de Deus, Ele é o único capaz de revelar o propósito de cada um de nós. Infelizmente, a maioria das pessoas busca sanar essa questão nos lugares errados, mas engana-se quem acha que o desconforto para entender a razão pela qual nascemos é uma realidade apenas daqueles que estão longe da Presença. As Escrituras revelam que muitos homens de Deus, como Abraão, também passaram por esse processo.

> *O Senhor disse a Abrão: — Saia da sua terra, da sua parentela e da casa do seu pai e vá para a terra que lhe mostrarei.* (Gênesis 12.1)

Enquanto ainda era chamado pelo nome de Abrão, esse homem, que mais tarde seria reconhecido por sua fé e obediência, precisou sair de um lugar cômodo, no meio dos seus parentes, para adentrar o incerto e cumprir o propósito do Senhor em sua vida. O resultado dessa difícil decisão causou um impacto não apenas em seus dias, mas no futuro de uma nação inteira.

Como fez com Abraão, Deus nos chama a abandonar os lugares confortáveis que tendem a nos deixar inertes diante do nosso estado atual. Conhecer uma nova realidade, na qual o nosso propósito é esclarecido, exigirá um trabalho árduo da nossa parte. Não estou dizendo que viver na zona de conforto é de todo ruim, contudo, não são poucas as vezes em que o comodismo nos limita e nos confunde.

Eu mesmo passei muito tempo assim, pensando que estava bem, quando, na verdade, permanecia submerso em uma profunda ilusão. O problema dos lugares confortáveis é que eles não demandam ousadia e nem apresentam desafios que nos movam de verdade. Da mesma maneira que aconteceu com o exército de Saul, seus propósitos serão manifestados apenas quando você for incitado a tomar alguma atitude.

> *Golias parou e gritou para as tropas de Israel: — Para que vocês saíram para formar a linha de batalha? Não sou eu filisteu, e vocês, servos de Saul? Escolham entre vocês um homem que venha lutar comigo. Se ele puder lutar comigo e me matar, seremos servos de vocês. Mas, se eu o vencer e o matar, vocês serão nossos servos e nos servirão. E o filisteu continuou: — Hoje eu desafio as tropas de Israel. Deem-me um homem, para que lute comigo.* (1 Samuel 17.8-10)

Foi a presença de um gigante soldado filisteu que provocou nos israelitas a necessidade de confiar no Senhor e agir. O que antes era visto somente como uma adversidade tornou-se uma oportunidade para que o grande plano sobrenatural fosse conhecido naquela nação.

Pode ser que na sua vida haja um problema — de maior ou menor tamanho — que custe muito esforço e coragem para superar. Mas não tenha dúvida de que esse obstáculo abrirá as portas para que a vontade do Senhor mude o seu futuro. Golias não é o seu fim, e sim um *start* divino. Ele representa a oportunidade certa para crescer em meio às adversidades que surgem na caminhada.

Diferentemente de Davi, eu não aceitei o desafio de imediato. Apenas vinte anos depois de começar a caminhar com Jesus, finalmente enfrentei e superei alguns dos meus maiores inimigos. Fui afrontado pelos meus "Golias" durante muito tempo, em diversas áreas da vida, mas, pouco a pouco, conforme eu permitia, o Espírito Santo destruía as minhas prisões internas, até que as minhas convicções foram transformadas.

Confesso que, se eu tivesse a oportunidade de voltar ao passado e conversar com o jovem Wagner, lá em 1997, com certeza o diria para ser forte, corajoso e para nunca se permitir estagnar na caminhada com Jesus. Se isso fosse possível, eu gastaria todo o tempo que tivesse para convencê-lo a ser rápido em dizer "sim" para Deus. Sei que não seria muito fácil, já que a sua incredulidade e orgulho eram grandes obstáculos. Por exemplo, certamente eu demoraria para fazê-lo acreditar que, em 2023, ele seria mais careca do que nunca... Mais difícil ainda seria fazê-lo acreditar que viver toda essa loucura por Jesus vale a pena!

Ainda me impressiona saber que, hoje, anos depois, inúmeras pessoas me acompanham nas redes sociais. Só em meu canal no YouTube, já ultrapassei a marca de cem milhões de visualizações, mesmo com tão pouco tempo de atividade na plataforma. Graças a todo esse alcance, tenho o privilégio de me conectar com irmãos e irmãs ao redor do mundo; de receber testemunhos de pessoas incríveis; de me sentar à mesa com grandes homens de Deus, com os quais jamais me imaginei ter contato. A honra e a glória sejam dadas ao Senhor por todas as coisas!

É importante deixar claro, porém, que a minha história não se iniciou nas redes sociais. Tudo isso é bastante recente e ainda difícil de processar. Não tenho dúvidas de que seja algo totalmente orquestrado por Deus; vivo um contínuo crescimento, no qual estou sendo provado e moldado à imagem do Criador. Aliás, todo esse alcance é apenas um reflexo de um processo iniciado bem longe das câmeras, um processo de coragem e obediência ao qual decidi me submeter.

Aprendi que precisamos ser rápidos em dizer "sim" para Deus, e que traçar metas e ter paciência para alcançá-las são fatores muito importantes para o nosso crescimento. Se tentarmos colher os frutos de uma conquista sem o preparo necessário, o resultado vai ser devastador. Louvado seja o Senhor, que primeiro nos reveste de capacitação para só depois nos enviar. Respeitar cada uma dessas etapas nos tornará íntimos dos espinhos que são inevitáveis ao longo da caminhada, mas que sempre cooperam para o nosso crescimento. Portanto, encare as suas guerras de cabeça erguida e não desanime!

Foi em circunstâncias difíceis que mais ouvi: "Persevere em Deus!". E colocando tal conselho em prática, descobri que essa persistência pode até ter dia e hora para começar, mas não tem data para acabar. Ser resiliente no Senhor é um exercício de fé para a vida toda, e você precisa ter isso em mente caso queira, de fato, cumprir o seu propósito na Terra.

No início do meu trabalho com o YouTube, eu não imaginava aonde chegaria. Sentia que, como aconteceu com Abraão, estava entrando em um lugar desconhecido. Durante um ano e meio, fiz vídeos todos os dias — sim, todos os dias! A média de visualizações por publicação era cinco, sendo quatro minhas e uma da minha mãe. Apesar dos resultados inexpressivos, uma voz dizia em meu interior: "Não pare! Não pare!". Apenas lhe obedeci. De repente, tudo começou a mudar.

Talvez você também não saiba o que o espera daqui para frente, nos próximos meses, anos, nem mesmo ao final da leitura deste livro, mas esse é o ponto! Você pode parar aqui, nesta introdução, ou seguir em frente, desejoso por algo a mais. A verdade é que escavar até encontrar o que procura é uma escolha individual, e traduz, na prática, uma famosa fala de Jesus, em Mateus 7.7: "[...] Batei, e abrir-se-vos-á" (ARA).

"Persistir" não parece ser uma palavra tão presente nessa nova geração, acostumada ao modelo fast food, em que tudo é para o agora. Muitos jovens se esqueceram de que, antes da colheita, vem a semeadura, tanto é que não é raro ouvirmos algo como: "Se Deus não me responder imediatamente, eu desisto!". Os bons projetos continuam demandando tempo e muita luta. E nós somos bons projetos de Deus.

Como o salmista diz, os que plantam com lágrimas colherão com cantos de alegria (cf. Salmos 126.5). É impossível ler esse versículo e não me lembrar das inúmeras vezes em que eu chorei na caminhada com Cristo. Hoje, costumo dizer que o nosso pranto mostra o quanto estamos, sinceramente, empenhados nas nossas batalhas.

Por isso, abandone o imediatismo, porque ele será usado por Satanás para frustrá-lo. O Inimigo vai se opor e lançar flechas infernais sobre os seus pensamentos, mentindo ao dizer que você não consegue, que nunca fez algo certo, que só serve para "dar trabalho" e não nasceu com a sorte de "fulano" ou "sicrano". Porém, nada disso tem efeito sobre a sua vida. Desde já, reunimos todas essas artimanhas do Maligno e as anulamos pelo nome de Jesus.

Ainda que uma saída para a sua situação pareça improvável, derrame as suas lágrimas diante do Pai, porque Ele é o único com poder para compreender os clamores da nossa alma. Ao longo desta leitura, você encontrará dicas que, à medida que forem aplicadas, serão como armas poderosas para se defender do engano e eficazes para alcançar o seu propósito divino.

Enquanto estiver lendo, se necessário, pare por alguns instantes e chore na presença do *Abba*[1]. Envolva-se n'Ele antes de o seu testemunho ser revelado ao mundo. A razão da nossa existência depende muito mais do quanto temos intimidade com Deus do que podemos imaginar. Viver qualquer que seja o sonho é um passo que vem logo após compreendermos a nossa identidade de filhos n'Ele, um privilégio concedido pelo alto preço pago por Jesus na cruz do Calvário. Sem a revelação dessa verdade provada no dia a dia, nada fará sentido.

Não importa se você foi abandonado, humilhado ou traído — Cristo não o rejeita. Ele é sempre presente, e eu posso percebê-lO e senti-lO agora mesmo enquanto escrevo estas palavras a você. Lembre-se de que os grandes personagens bíblicos também passaram por lutas ferrenhas até descobrirem e alcançarem o propósito de suas vidas, e o Todo-Poderoso esteve com eles em cada instante, assim como também estará com você.

Eu, Wagner, sou apenas um canal d'Ele para abençoá-lo e não estarei ao seu lado quando este livro se fechar. O Senhor, no entanto, é o Autor da vida e tem um destino preparado para cada um de nós muito antes de nascermos. Motive-se com essas verdades, creia nelas e, como um guerreiro de Deus, comece a lutar!

Estou orando por você. Por último, quero que saiba que estou cheio de expectativa para, um dia, ler o seu testemunho de transformação diante de milhares de pessoas em minhas redes sociais.

A Jesus, toda a honra e toda a glória!

Boa leitura!

---

[1] ABBA [5]. *In:* DICIONÁRIO bíblico Strong. Barueri: Sociedade Bíblica do Brasil, 2002.

NÃO IMPORTA SE VOCÊ FOI ABANDONADO, HUMILHADO OU TRAÍDO — CRISTO NÃO O REJEITA.

Capítulo 1
FILIAÇÃO E IDENTIDADE

Quem sou eu? Esse foi um questionamento que me fez perder muitas noites de sono quando era um garoto. Até que um dia, finalmente, o meu pai me levou a uma delegacia distante de casa para fazer o meu documento de identidade. Consigo me lembrar de como fiquei entusiasmado enquanto eu conferia se todas as informações presentes naquele pedaço de papel estavam corretas. Para mim — naquela época, um adolescente de doze anos —, ter o documento de identificação em mãos significava que havia me tornado, enfim, reconhecido como alguém diante do mundo.

Levando em conta que estamos em um Estado de Direito, que nos reconhece por meio de registros oficiais, dizer que somos definidos por aquilo que consta em um documento não é completamente errado. Acontece que uma carteira de identidade não contém nem metade do que somos! Além do nosso papel civil, temos inúmeros outros atributos que não podem ser registrados, muito menos determinados pelo cartório da nossa cidade. Então, em minha adolescência, voltei a ser assombrado pelos mesmos questionamentos que me atormentavam na infância.

De repente, ter um RG na carteira já não era o suficiente para aliviar a confusão que invadia a minha mente e dominava os meus pensamentos. Seria eu somente uma cópia daqueles que me criaram com toda a dedicação? Algo me dizia que não. Apesar de ter herdado tantas características dos meus pais, eu tinha certeza de que éramos diferentes, afinal, não gostávamos das mesmas coisas, tínhamos inúmeras particularidades que nos diferenciavam. Novamente, entrei em crise sobre a minha vida e tudo o que eu queria eram respostas!

Uma carteira de identidade não contém nem metade do que somos!

O EVANGELHO MUDOU TUDO

O meu primeiro contato com a fé cristã foi frequentando a Igreja Católica. Junto à minha família, eu ia todos os domingos à missa e me orgulhava de seguir o catolicismo com determinação — mesmo sem entender o motivo de estar ali, nem o porquê daquelas práticas religiosas. Certa vez, por exemplo, fui com alguns amigos para uma tradição conhecida como malhação de Judas, que se resume em levar um boneco que representa o traidor do Senhor e surrá-lo por toda a cidade, em troca de doces. De volta à minha casa, coloquei a cabeça no travesseiro e refleti comigo mesmo sobre a razão de tudo aquilo. Não era incomum que eu me questionasse o porquê de fazer o que fazia. Dentro de mim, sabia que algo ainda faltava. Eu lembro que, tentando encontrar

FILIAÇÃO E IDENTIDADE

as respostas que procurava, levava os folhetos semanais da igreja para casa, nos quais estavam escritos trechos sobre a Palavra e a vida de Jesus. Mas ler aqueles textos parecia não fazer a menor diferença. Por conhecer tão pouco — ou quase nada — sobre a vontade divina a meu respeito, as dúvidas se intensificavam ainda mais dentro de mim.

Embora as minhas certezas continuassem em desordem, causando a impressão de que eu estava estagnado, no meu coração, algo começou a mudar. Eu seguia em crise sobre quem era, sobre as minhas características físicas e o motivo de ter nascido onde nasci, mas hoje sei que a minha identidade estava em construção, silenciosamente, por meio dos conselhos que recebia do meu pai, das repreensões da minha mãe, do convívio com os amigos de escola e até daquilo que o padre dizia.

Nessa estação, dormir se tornou, novamente, uma tarefa difícil. Não eram raras as noites que um sentimento de solidão preenchia o meu peito, e eu sentia como se a aflição competisse espaço com o ar dos meus pulmões. Agora compreendo que não fui o único nessa jornada em busca de explicações, e que, neste tempo, ainda existem jovens enfrentando o mesmo dilema todos os dias, talvez, deitados em suas camas e olhando para o teto de seus quartos, como eu costumava fazer.

Graças a Deus, essa foi uma batalha interna que só durou até os meus dezessete anos de idade, quando um colega de escola me convidou para visitar uma igreja evangélica do bairro. Eu tenho plena convicção de que o meu "sim" àquele convite foi uma obra do Espírito Santo, uma vez que, para mim, ir a uma igreja evangélica era impensável! Ainda que observasse,

23

com curiosidade, a mudança no comportamento do meu irmão, Miro, que havia se convertido há pouco tempo, a resistência aos "crentes" era algo difícil de abandonar...

Tudo o que eu pensava a respeito da religião mudou quando fui ao culto pela segunda vez, a convite de uma senhora que morava próximo a mim. Eu tinha o hábito de ficar observando a rua pelo muro da minha casa; e sempre que me via ali, a irmã Floriza — como era conhecida — me intimava: "Vamos para a igreja, menino, vamos para a igreja!". Já estava acostumado a me esquivar dela, até que o dia em que meu encontro com o Pai chegou.

Vi de longe que a irmã Floriza vinha descendo em direção à minha casa. Eu já sabia que ela me chamaria para ir à igreja, então a primeira reação que tive foi me abaixar atrás do muro, pegar uma maçã e comê-la, para dar o tempo de aquela senhora passar. Quando acabei de comer, joguei para o lado o que restou da fruta, levantei e tomei um baita susto: para a minha surpresa, a irmã ainda estava lá, parada, só me esperando para repetir o convite. Dessa vez, fiquei tão sem graça que não pude fazer outra coisa, senão aceitar.

A semente lançada pelo meu colega, o testemunho do meu irmão e a insistência da irmã Floriza significavam que o Senhor estava preparando o meu coração para o que viveria naquele culto! Durante o louvor, uma emoção diferente me tomou. Eu não estava como da última vez e aquilo já parecia demais... Inesperadamente, algumas pessoas começaram a olhar e apontar o dedo para mim, enquanto cantavam um trecho de uma música que dizia: "Você tem valor, o Espírito Santo Se move em você"[1]. Eu poderia viver mil anos, mas jamais me esqueceria daquele dia, da maneira como o meu coração foi incendiado e todo o meu corpo entrou em estado de euforia.

Diante de tudo aquilo, corri para a porta da igreja, com a intenção de encontrar um amigo, que era diácono. Confuso com o que sentia, compartilhei que havia uma terrível vontade de chorar em meu peito. Cheio do Espírito Santo, ele respondeu que aquele era um sinal de que a mão de Deus estava me tocando. A nossa conversa deve ter durado apenas alguns segundos, mas foi o suficiente para que Deus intensificasse a Sua ação dentro de mim. Antes mesmo que eu pudesse respondê-lo, comecei a chorar.

Um filme passou diante dos meus olhos, junto a uma convicção de arrependimento e a certeza de que estava perdoado. Foi exatamente ali que fui sugado para dentro do coração do Pai e me apaixonei por Jesus. Perdi a noção de tempo e espaço, e passei horas chorando no banco da igreja, até que alguém precisou me avisar que o prédio estava fechando. Absolutamente nada do que experimentei na infância e na adolescência se compara àquele instante, e a resposta que procurei durante a vida inteira foi encontrada: eu sou um filho de Deus!

---

[1] O mover de Deus. Compositor: Armando Filho. São Paulo: Bompastor, 1999.

A partir daquele dia, tudo, de fato, mudou. Recebi uma nova identidade e, junto a ela, uma nova vida.

A CHAVE PARA PERMANECER

Imagine como um recém-convertido, de quase dezoito anos de idade, precisou aprender a lidar com todos os desafios internos e externos sob uma ótica totalmente diferente. Aliás, as lutas começaram imediatamente após a minha decisão de andar com Jesus. Eu me lembro de que, ao chegar à minha casa, naquele dia, ainda com os olhos cheios de lágrimas, fui questionado pelo meu pai sobre a razão de estar chorando. Ao ver meus olhos inchados, ele perguntou: "O que foi? Brigou na rua?". Expliquei que, na verdade, havia me convertido e, como resposta, ouvi: "Vira homem, rapaz!". Por graça e misericórdia de Deus, tempos depois, toda a minha família foi salva, inclusive ele, que futuramente se tornou um presbítero e evangelista. Quando foi a vez dele de ser tocado por Jesus, automaticamente me lembrei do dia da minha conversão, e, ao vê-lo chorando, perguntei, em tom de brincadeira: "Tá chorando por quê, rapaz? Vira homem!". Isso nos rendeu boas risadas.

Desde muito novo, ouvia falar que o Criador dos Céus e da Terra era o meu Pai, contudo, Salvo por Jesus, o meu novo desafio era justamente colocar esse aprendizado em prática. Entender a paternidade divina não é fácil, por isso, precisei me apegar ao que a Palavra diz: durante a criação de tudo aquilo que entendemos como mundo, Deus escolheu formar um ser que apresentasse os Seus traços mais profundos, então criou o Homem à Sua imagem e conforme a Sua semelhança (cf. Gênesis 1.26). Em outras palavras, a identidade do *Abba* foi cravejada em nossa natureza, e nenhum outro ser existente é capaz de reproduzir os mesmos aspectos.

> *Porque o Senhor é o Deus supremo e o grande Rei acima de todos os deuses.* (Salmos 95.3)

Tudo corria muito bem com a obra que o Senhor havia gerado, até o dia em que a Sua criação mais sublime caiu em rebeldia. Adão e Eva, os primeiros seres humanos criados, esqueceram-se da identidade real que carregavam e quiseram procurar entendimento por conta própria, desobedecendo à ordem divina e fazendo o que, por fim, só trouxe confusão e vergonha.

> *Vendo a mulher que a árvore era boa para se comer, agradável aos olhos e árvore desejável para dar **entendimento**, tomou do seu fruto e comeu; e deu também ao marido, e ele comeu.* (Gênesis 3.6 – grifo nosso)

O que me chama a atenção nessa história é que, apesar de a humanidade ter perdido boa parte da sua identidade como herdeira legítima dos atributos comunicáveis de Deus, Ele nunca a destruiu por inteiro, e os traços d'Ele nunca foram apagados do Homem, como a capacidade de inventar e se relacionar em sociedade. Esse era um sinal de que o Senhor não havia desistido do ser humano e já tinha um plano para restaurar aquilo que foi quebrado e distorcido pelo pecado.

Se vivêssemos na época do Antigo Testamento, teríamos a Lei de Moisés nos dizendo que somos uma nação eleita dentre muitas outras (cf. Deuteronômio 7.6). Contudo, ainda que existisse um acordo entre Deus e Israel, a Antiga Aliança não consertava, de fato, a comunhão que foi perdida no Jardim do Éden entre o Pai e os seres humanos. As pessoas não sabiam o propósito específico para as suas vidas, senão que deveriam cumprir uma obrigação social de modo bem amplo, já que eram membros de um povo escolhido a dedo pelo Senhor. O único capaz de manter contato diretamente com Ele era o sumo sacerdote, após realizar diversos rituais de sacrifício e purificação e, mesmo assim, tudo o que ouvia eram instruções que norteariam o comportamento coletivo.

Milênios se passaram, até que Jesus veio ao mundo e, daí por diante, Ele mudou a nossa sorte (cf. Salmos 126.1). A Bíblia O chama de segundo Adão (cf. 1 Coríntios 15.45-47), e essa é a chave para que qualquer pessoa entenda o motivo pelo qual foi criada: enquanto o Homem, no Jardim do Éden, transmitiu uma identidade corrompida pelo pecado para a sua descendência, o Segundo Homem foi capaz de enfrentar toda e qualquer iniquidade, junto aos sofrimentos e provações, e continuar obediente à ordem do Pai. Assim foi feito e, apesar da violência e da tormenta que sofreu na cruz, Cristo cumpriu a missão que Lhe foi dada, morrendo em nosso lugar para que os males da humanidade inteira, cometidos ao longo de toda a História, fossem lançados nas profundezas do mar.

> *Ele voltará a ter compaixão de nós; pisará aos pés as nossas iniquidades e lançará todos os nossos pecados nas profundezas do mar.* (Miquéias 7.19)

Querido, a Bíblia é a Palavra de Deus, o pão da vida, o alimento da nossa alma e do nosso espírito. A chave para permanecermos e resistirmos ao dia mau é nos apropriarmos dela. Somente assim avançaremos em conhecer o *Abba* e, consequentemente, em entender quem somos.

ABBA PAI

Aqueles que passam a crer no Filho como Senhor e Salvador recebem incontáveis bênçãos — e quão maravilhosas são cada uma delas! —, mas eu não poderia compará-las com o direito de ser chamado Filho de Deus (cf. João 1.12) e com o prazer de falar diretamente com o meu *Abba*. Aliás, essa era uma forma íntima de chamar a figura paterna em aramaico e, ainda hoje, é comum, em Israel, que crianças façam o uso dessa palavra.

No início da minha jornada de conversão, fiquei maravilhado ao descobrir que o Senhor, apesar de nunca ter me deixado, agora estava presente como um amigo próximo, que fala comigo e reafirma diariamente quem eu sou para Ele. Comecei uma busca incessante pelo Espírito Santo, e isso trouxe a convicção dos propósitos d'Ele para mim, aumentando, pouco a pouco, o entusiasmo que eu tinha em ser uma nova pessoa.

UMA NOVA DIMENSÃO

Após um tempo, o meu processo de amadurecimento ganhou uma nova dimensão. Eu não estava mais na fase de aprender quem era ou descobrir qual a razão da minha existência, que são questões comuns para aqueles que estão em frente ao Evangelho pela primeira vez. Diante de uma missão que se tornava cada vez mais nítida, eu só pensava que precisava, com urgência, abandonar os costumes da minha velha natureza, rejeitar os conceitos que não se encaixavam na minha recente maneira de raciocinar e investir naquilo que me faria estar alinhado à vontade do Pai.

Algumas falhas que cometi só passaram a ser visíveis depois que eu aprendi a reconhecer a voz Espírito Santo apontando aquilo que eu precisava melhorar. De repente, tornou-se fácil identificar não somente os erros praticados no passado, mas também visualizar os enganos que estavam enraizados em minha forma de entender o mundo, distorcendo a minha percepção.

Eu sou muito grato ao Espírito Santo por me livrar das setas inflamadas que Satanás lançou sobre a minha mente e me ajudar a ser mais parecido com o Senhor. Em meio a tantas mudanças no meu caráter, desde que fui encontrado por Jesus, se pudesse escolher aquela que gerou o maior impacto, diria que foi a quebra do ânimo dobre (cf. Tiago 1.8). A verdade é que antes, acreditava ser normal agir de um jeito entre os meus amigos na escola, e manifestar uma postura totalmente diferente com os meus pais. No instante em que os meus olhos foram abertos para o erro que estava cometendo, renunciei ao antigo modo de viver e obedeci à voz do Pai que me ensinava a ser sincero. Hoje, posso afirmar com a consciência limpa que o Wagner que sai aos domingos para ir aos cultos da igreja é o mesmo que está em casa com a família durante o restante da semana.

Não vou fingir que o processo de santificação é fácil, nem vou esconder as diversas vezes que "quebrei a cara", fazendo o que achava ser o certo. Muitos foram os momentos que precisei voltar aos prantos para o colo do *Abba*. Mas o Senhor foi paciente em segurar as minhas mãos enquanto eu retornava para a

FILIAÇÃO E IDENTIDADE

direção correta. Em uma das minhas experiências com o Espírito Santo, durante um culto de evangelismo, recebi um forte toque no meu interior e, com o coração cheio de empolgação, orei dizendo que gostaria de ser usado como músico, para honrá-lO com o meu dom e fazê-lO conhecido por todos os lugares. Meses depois, já estava em uma banda cristã, na qual atuava como contrabaixista, viajando para diversas cidades e vivendo uma temporada que proporcionou lembranças muito preciosas para mim.

Naquele cenário, porém, também comecei um relacionamento que acabou desviando a minha atenção do Pai, até que decidi me afastar dos compromissos com a música para investir em uma nova empreitada, trabalhando em uma serralheria junto à família daquela que, na época, era a minha namorada. Uma semana após me afastar da banda, vivenciei um dos maiores milagres que já tive. Estava em meu trabalho modelando um corrimão com uma ferramenta própria para essa tarefa quando, com o movimento da máquina, senti o solavanco da madeira sendo puxada e partida em pedaços. Ao pegar outra peça de madeira para continuar o serviço, percebi que a minha mão também havia sido arrastada para baixo da lâmina e provocado um grave acidente. No atendimento médico, recebi quatorze pontos e, olhando para os meus dedos, só conseguia pensar que, se tivesse continuado obediente à promessa que fiz ao Senhor — de servi-lO com o meu dom —, não estaria passando por aquele desastre.

Sem pensar duas vezes, voltei ao meu ministério. Por um milagre divino, a minha mão se recuperou por completo e nenhum movimento foi comprometido. Foram situações como essa que me ensinaram a ouvir o Espírito Santo, entender os

O PONTO DE PARTIDA

Seus planos para o meu futuro e a obedecer-Lhe incondicionalmente, consciente de que, por mim mesmo, jamais poderia encontrar o rumo certo. A voz do Pai é como limpadores de para-brisa de um carro em dias de chuva, abrindo o caminho para que meus olhos vejam a pista sem distorções, revelando as placas de aviso, evitando acidentes e me permitindo chegar aonde devo. É verdade que não existe nada melhor do que um dia de sol para pegar a estrada, mas, na vida, nem todos os dias são belos e ensolarados. Durante as tempestades, aprendemos a confiar n'Aquele que pode nos guiar através das adversidades.

Não quero que você entenda que o meu acidente foi um castigo de Deus para me fazer servi-lO novamente. Isso poderia levá-lo a pensar que estamos presos e não podemos tomar nossas próprias decisões, senão, sofreremos com a fúria divina. Esse tipo de mentalidade não convém àqueles que entenderam que são filhos de um Pai que os amou tanto que entregou o Seu Filho primogênito para redimir um mundo mergulhado em trevas (cf. Isaías 9.2). O Senhor aponta o sentido que devemos seguir, e nos deixa livres para aceitar a Sua instrução ou viver conforme o nosso próprio entendimento. No meu caso, escolhi abandonar a promessa que fiz com tanta empolgação e fui trabalhar em um lugar que não era para mim. Pela bondade divina, fui resgatado a tempo e os meus erros serviram para moldar o meu caráter e me tornar ainda mais convicto de quem sou.

EM MINHA IDENTIDADE ESTÁ ESCRITO "FILHO DE DEUS"

Creio que todas as dificuldades que enfrentei, não apenas depois da minha conversão, mas desde a infância, representam a estratégia de Deus para me mostrar que sou o Seu filho, e fizeram com que eu me transformasse em alguém melhor para os meus amigos, pais, filhos e esposa. O Seu amor por mim é o que me mantém confiante de que a minha identidade nesta vida está ligada a um plano eterno, muito maior do que eu mesmo, e deve ser compartilhado para todos aqueles que eu conseguir alcançar, começando pelo meu lar. A minha vontade é que você se junte a mim nessa jornada, e jamais se esqueça da sua filiação no Senhor, pois assim como em minha identidade está escrito "filho de Deus", na sua também está. O Pai o escolheu, e o observa pelas lentes do sacrifício de Jesus, com um amor que não pode ser medido.

Agora mesmo, enquanto escrevo este capítulo no meu sofá, a minha filha Chloe está olhando para mim e sorrindo. Não há nada que ela faça que me leve a amá-la mais ou menos. Eu a amo e ponto! Ela é minha! Eu a vi quando nasceu e a contemplei nos seus primeiros minutos de vida. Eu a amei desde o dia em que soube que minha esposa estava grávida! Essas recordações me fazem pensar no amor do Senhor por mim e por você. Ele planejou o seu nascimento desde a eternidade e com benignidade o atraiu (cf. Jeremias 31.3)! Portanto, não permita que o Diabo defina quem você é, e jamais duvide da sua identidade em Deus!

Além da Chloe, meu relacionamento com os meus outros dois filhos, David e Asaph, refletem muito a paternidade de Deus sobre a minha vida. Com o Pai celestial, aprendi a servir com generosidade, amar com extravagância, ser cuidadoso ao ensinar e me entregar pela minha descendência. A verdade é que um filho é uma parte de nós, uma extensão de quem somos, e viver com os meus filhos me trouxe um entendimento mais claro a respeito do amor de Cristo.

A minha forma de agir se mantém em constante renovação por meio da Palavra (cf. Romanos 12.2), o que me leva a refletir mais sobre os meus filhos e a me doar por eles, seguindo o modelo do Senhor Jesus. Quando penso em comprar algo, por exemplo, imagino o quanto as minhas crianças serão beneficiadas. Se elas não existissem, não valeria a pena cogitar morar em uma casa maior ou conseguir um carro com mais espaço. Essas conquistas não teriam qualquer importância!

O Espírito Santo não só me auxilia, como também me ajuda a auxiliar os meus filhos em seus objetivos e escolhas importantes. Nesse sentido, tenho vivido experiências incríveis com o David, o meu filho mais velho. Ele está se aproximando da maioridade e quero ajudá-lo a pensar e tomar decisões mais sábias sobre o seu futuro. Bastante curioso, quer minha opinião sobre as suas opções e ideias. O seu comportamento me admira, e percebo que, hoje, tenho a mesma atitude com o Senhor. Diante das incertezas, recorro aos braços do Pai, e Ele, com misericórdia e graça, lança luz aos meus questionamentos e clareza às minhas intenções. Assim nós devemos agir.

Apesar do enorme amor que tenho pelos meus filhos, nada se compara ao amor infinito que Deus Pai tem por nós. Enquanto Ele nos ensina, com olhos que atravessam os corações mais duros e penetram os pensamentos mais ocultos, somos completamente mudados por esse sentimento sobrenatural. Para que tivéssemos vida de verdade, Ele foi ferido por nossas transgressões, moído por nossas iniquidades, e não recuou em momento algum (cf. Isaías 53.5)!

As nossas interações com pessoas e circunstâncias diárias cooperam para o aperfeiçoamento da nossa identidade. Mas tenho que deixar bem claro que o primeiro passo a ser tomado nessa jornada é o encontro com Cristo. Não é algo rápido, e requer perseverança para que o nosso caráter seja refinado e moldado à imagem do nosso Senhor. Pedro, o apóstolo, teve de passar por cada uma dessas etapas, deixando a sua posição de pescador e amadurecendo até se tornar aquilo que foi dito pelo próprio Jesus: um pescador de gente (cf. Mateus 4.19). Em minha vida, como relatei, para discernir que era filho de Deus, também precisei desse período de amadurecimento.

Além de agir como uma nova criatura, assumir a realidade de que somos herdeiros de Deus, por meio da fé, significa crescer e se posicionar como discípulo de Cristo, dando continuidade à missão que Ele iniciou aqui na Terra.

> *Portanto, vão e façam discípulos de todas as nações, batizando-os em nome do Pai, do Filho e do Espírito Santo, ensinando-os a guardar todas as coisas que tenho ordenado a vocês. E eis que estou com vocês todos os dias até o fim dos tempos.* (Mateus 28.19-20)

Com certeza, esse é o motivo fundamental de toda a minha exposição e trabalho na internet. Desde os vídeos que faço para compartilhar experiências do dia a dia ou reflexões sobre a Palavra, até postagens com a minha família, quero deixar exposto que tudo aquilo que sou hoje é fruto da obra de redenção que o Espírito fez em minha vida. Estou aqui para lembrá-lo que a sua busca por uma identidade restaurada deve almejar a

O PONTO DE PARTIDA

manifestação do Pai como o ponto central dos seus planos, não se esqueça de que você foi chamado para torná-lO conhecido.

Só pela graça, mediante a fé (cf. Efésios 2.8), fomos adotados pelo Pai e, por isso, devemos dedicar a nossa existência àquilo que Ele nos criou para cumprir: glorificar o Seu santo nome. Tenho o costume de olhar para o céu e refletir sobre esse grande amor que me alcançou e isso me leva, automaticamente, a glorificá-lO. Quero convidá-lo a fazer o mesmo. A Bíblia relata que os Céus declaram a glória de Deus, então, faça isso também.

> *Os céus declaram a glória de Deus e o firmamento anuncia as obras das suas mãos.* (Salmos 19.1)

Assim como na infância eu olhava para meu documento de identidade e pensava que as informações contidas ali eram o que me definiam, como o nome dos meus pais, minha data de nascimento e minha naturalidade; hoje, olho para a Bíblia e sei que é nela que se encontra a minha verdadeira identidade, pois ela revela o que o Senhor de todo o universo pensa sobre mim. Isso é o que realmente importa.

Em meio a tantas distorções neste mundo, espero que essas verdades possam ajudá-lo a formar a sua identidade como um legítimo filho de Deus. Desejo que seja encontrado pelo Espírito Santo nessa jornada. Ele conduziu muitas pessoas no passado; agora, pode fazer o mesmo em seu coração — conte com a minha oração para que isso se concretize!

DURANTE AS TEMPESTADES, APRENDEMOS A CONFIAR N'AQUELE QUE PODE NOS GUIAR ATRAVÉS DAS ADVERSIDADES.

Capítulo 2
ENTENDENDO O SEU PROPÓSITO

O que você quer ser quando crescer? Sem dúvidas, essa é uma das perguntas que as crianças mais ouvem. As respostas são diversas — e até inusitadas! Algumas dizem que querem seguir a profissão dos seus pais ou avós. Outras, normalmente as mais comunicativas, desejam ser cantoras, atrizes ou, no caso das gerações mais recentes, *influencers* ou *youtubers*. Os meninos, geralmente, sonham em ser jogadores de futebol em grandes times e há até quem diga que quer ser um dinossauro astronauta viajante do espaço! Dentre inúmeras respostas, tem aqueles que não sabem com o que querem trabalhar e, mesmo depois de anos, continuam sem ter certeza do que fazer da vida. É muito provável que você também tenha sido questionado sobre esse assunto e, talvez, até hoje não saiba ao certo se realmente está atuando na área que deveria.

A questão da profissão nos persegue desde a infância e é uma dúvida recorrente entre os jovens, justamente porque vivemos em um mundo no qual ter um emprego e uma carreira de sucesso é o nosso principal propósito. Mas, a Bíblia ensina algo bastante diferente. No evangelho de Mateus, por exemplo, conhecemos a história de um rapaz que conquistou tudo o que desejava. Mesmo jovem, ele enxergava a si mesmo como alguém bem-sucedido, tanto por obedecer fielmente às suas crenças, quanto por ser dono de muitas terras. Embora fosse próspero e tivesse um bom caráter, algo ainda parecia estar faltando.

> *Jesus respondeu: — Por que você me pergunta a respeito do que é bom? Bom só existe um. Mas, se você quer entrar na vida, guarde os mandamentos. E ele lhe perguntou: — Quais? Jesus respondeu: — "Não mate, não cometa adultério, não furte, não dê falso testemunho; honre o seu pai e a sua mãe e ame o seu próximo como você ama a si mesmo." O jovem disse: — Tudo isso tenho observado. O que me falta ainda?* (Mateus 19.17-20)

Assim como acontece em nossa cultura hoje, naquela época, ter muitos bens e apresentar uma conduta respeitável gerava prestígio diante das pessoas. É difícil pensar em algo que esse jovem gostaria de fazer e não pudesse por falta de dinheiro ou fama. Ele, com certeza, acreditava que estava alinhado à vontade de Deus e que era um prodígio por, aparentemente, ter concretizado o propósito da sua vida tão cedo. Mas um sentimento ainda causava incômodo em seu coração. Alguma peça não estava se encaixando no quebra-cabeça da sua existência e a melhor chance que tinha para resolver aquele dilema era conversar com o homem que estavam chamando de Cristo — o Ungido de Deus.

Diante de Jesus, o rapaz reafirmou que estava cumprindo todos os mandamentos da Lei. Acredito que ele esperava que o Mestre aumentasse ainda mais o seu status diante das pessoas. Desejava uma resposta para confirmar seus méritos. Por fim, o Senhor parece tê-lo deixado desorientado.

> *Jesus respondeu: — Se você quer ser perfeito, vá, venda os seus bens, dê o dinheiro aos pobres e você terá um tesouro nos céus; depois, venha e siga-me. Mas o jovem, ouvindo esta palavra, retirou-se triste, porque era dono de muitas propriedades.* (Mateus 19.21-22)

Cumprir o propósito, para o jovem, não implicava renunciar às suas propriedades. Tudo o que ele acreditava ser a razão da sua existência foi questionado. A verdade é que os seus tesouros não comprariam o que faltava em sua alma, e a sua boa conduta não o levaria à vida eterna. O convite de Jesus revelou que o objetivo da existência do jovem não estava relacionado à quantidade de terras que possuía ou à reputação que tinha entre os judeus — o seu povo. Para cumprir o seu propósito, de fato,

A verdade é que [...] a sua boa conduta não o levaria à vida eterna.

ele precisava deixar a velha noção de sucesso para trás e entregar ao Senhor o primeiro lugar em seu coração.

É fácil criticar a decisão do jovem e enxergá-lo como um egoísta que deixou de servir a Jesus para preservar o próprio bem-estar. Mas, ao meditar nessa passagem, percebo que, por mais que essa história tenha acontecido há 2 mil anos, essa maneira de pensar ainda é bem comum em nosso meio. Hoje, por exemplo, vemos cristãos comprarem cursos caríssimos de "mentores" que afirmam ter a fórmula secreta para o sucesso, que mostrará a razão de suas vidas em um piscar de olhos. Essas pessoas desprezam os processos, prometem coisas que não seguem os padrões do Reino e transformam a palavra "propósito" em fonte de renda.

Com dicas para atrair milhares de seguidores nas redes sociais e milhões de reais na conta bancária, muitos mentores expõem apenas fingimento em seus cursos caros. Pode até ser que seus métodos milagrosos funcionem com um ou com outro, mas essa mentalidade gera pessoas como o jovem rico que, mesmo cheios de riquezas e boa fama, estão distantes do objetivo que foram criados para cumprir.

A PROFECIA

Na minha trajetória de busca pelo meu propósito, precisei aprender a ouvir o Espírito Santo e a obedecer àquilo que Ele me dizia. Até isso acontecer, tomei atitudes erradas que adiaram a realização da vontade do Pai em minha vida. Certo dia, durante a minha juventude, fui à igreja que frequentava e decidir ficar para o momento de intercessão, que acontecia após o culto. Além de mim, no templo só havia um homem de idade avançada — que agora já está com o Senhor. Eu me lembro de que ele estava perto do altar e orava com um fervor que eu nunca tinha visto.

De repente, ele começou a falar em línguas estranhas, e para mim, um recém-convertido de dezoito anos, tudo aquilo era bastante estranho e causava um certo tipo de temor em meu coração. Mesmo assim, reconheci que o homem estava em um nível de relacionamento com o Espírito Santo que eu ainda não havia alcançado. Aos meus olhos, parecia impossível ter experiências como aquela. Eu estava me sentindo inferior e questionei a Deus, um tanto indignado: "Por que esse homem pode falar em línguas e eu não? O que o Senhor quer de mim? O que tem para a minha vida?".

Depois dessa oração, eu me levantei e fui embora. No dia seguinte, enquanto esperava pelo meu chefe, na serralheria onde trabalhava, me sentei na calçada. Instantes depois, um senhor desconhecido parou do meu lado, cumprimentou-me e, de repente, começou a chorar e a falar em línguas estranhas. Ele chorava e gritava tão alto, que chamou a atenção de todos ao nosso redor. Diante daquela situação, eu só consegui abaixar a cabeça e esconder o rosto com as mãos, de tão envergonhado que estava. Foi quando ele se virou para mim e disse: "Eu ouvi a sua oração ontem".

Ao escutar aquelas palavras, um sentimento de pavor tomou conta de mim. Entendi perfeitamente o que estava acontecendo e não sabia como reagir diante de Deus. O homem seguiu profetizando e disse que eu receberia o ministério da palavra, profecia, revelação e pastoreio. Desesperado com o que tinha acabado de acontecer, sem pensar duas vezes, peguei a minha bicicleta e corri o mais rápido possível para a igreja, clamando pelo perdão de Deus por tê-lO provocado.

ATENTO AOS SINAIS

O tempo passou e essa experiência ficou guardada na minha memória. Recentemente, eu e minha família estávamos voltando de Santa Catarina para São Paulo. Era uma viagem de carro — uma das coisas que mais amo fazer — e o meu filho comentou que o GPS estava desligado. Eu havia, previamente, estudado e decorado o caminho, então respondi que apenas olhar para as placas já era o suficiente para me guiar. Se, por um descuido, eu me desviasse da direção certa, notaria que as sinalizações estavam mudando e voltaria ao trajeto original, concluí.

Enquanto eu refletia sobre isso, Deus começou a me trazer memórias que apontavam para o propósito da minha vida. Em muitas situações de angústia, quando comecei a caminhar com Cristo, encontrei-me perdido e sem saber para onde ir. No entanto, o Espírito Santo me deu sinais, como placas na estrada, de que eu estava avançando para longe da Sua vontade. Só fui entender algumas das Suas instruções, como aquela profecia que recebi do senhor estranho em frente à serralheria, depois de muitos anos, quando, finalmente, voltei para a "pista certa". Não estar atento à Sua voz me levou a fazer más escolhas e a não saber quando recusar oportunidades que, mesmo sendo muito promissoras, não tinham nada a ver com os planos do Pai para mim.

No fundo, em meu coração de jovem, tanto em idade como em espírito, eu torcia diariamente para que as promessas que recebi de Deus nos meus primeiros anos de convertido se realizassem, mas eu não fazia ideia de como isso poderia acontecer. Tudo o que tinha era o sonho de me tornar alguém que vive para pregar o Evangelho.

OS PRIMEIROS PASSOS

Aos poucos e de maneira muito sutil, o Pai foi me ensinando a obedecer aos Seus mandamentos e a viver os Seus planos, mesmo eu ainda não tendo plena clareza do que Ele estava preparando para o meu futuro. Sou muito grato por, no período em que eu dava os primeiros passos como cristão, ter tido uma igreja que me ensinou o valor das Escrituras e o verdadeiro significado do louvor. Estive em muitos cultos abençoados, onde a presença do Espírito Santo se manifestou de uma forma doce e palpável. Em várias dessas reuniões, o pastor adiava a ministração da Palavra, pois não queria interromper o agir de Deus. Ele clamava: "O Senhor quer ser adorado! Vamos adorá-lO!". Dessa forma, em uma atmosfera de glória, permanecíamos por horas, apenas cantando louvores ao nosso Salvador.

Apesar disso, enfrentei os meus primeiros desafios como convertido justamente nessa congregação. Eu já discernia o que era certo e errado à luz da Bíblia, mas não sabia como resolver alguns problemas. Aconteceu que, diante de certa situação que observei, busquei um irmão mais maduro espiritualmente e contei o que estava acontecendo. Ele logo relatou a conversa à liderança pastoral e, para a minha surpresa, fui repreendido e afastado das atividades da comunidade. Cumpri o período de disciplina e até voltei a tocar contrabaixo elétrico no grupo de louvor, mas nunca mais tive liberdade para compartilhar com os meus irmãos o que o Senhor estava fazendo queimar em meu coração.

Em outra ocasião, eu me aproximei do pastor ao fim de um culto para cumprimentá-lo. Por uma distração, chamei-o pelo nome, e isso o deixou furioso, pois, para ele, foi um enorme desrespeito. Diante de todos os presentes, exclamou que eu sempre deveria chamá-lo pelo título de pastor, e nunca pelo nome. Assim, ele continuou esbravejando por mais alguns minutos, e eu fui para casa envergonhado. A partir desse dia, uma barreira foi criada entre mim e a igreja.

Por causa do afastamento e da limitação em servir no Corpo de Cristo, senti que eu estava estagnado em meu propósito, mas, ao mesmo tempo, carregava a convicção de que deveria perseverar e não desistir de congregar.

> *Não deixemos de nos congregar, como é costume de alguns. Pelo contrário, façamos admoestações, ainda mais agora que vocês veem que o Dia se aproxima.* (Hebreus 10.25)

Conforme fui amadurecendo, entendi que não estava errado em expor as minhas dúvidas e buscar explicações a respeito daquilo que, claramente, estava ferindo os mandamentos bíblicos. Eu tinha a consciência limpa sobre estar alinhado à Palavra, e essa confiança me ajudou a permanecer submisso e a honrar os meus pastores até o dia em que fui para outra denominação.

MELHOR SERMOS DOIS DO QUE UM

Ainda bem jovem, na igreja onde me converti, conheci uma moça. Depois de alguns meses, começamos a namorar. O meu objetivo era constituir uma família, por isso, eu buscava obedecer rigorosamente a cada uma das instruções bíblicas para que o meu relacionamento crescesse de acordo com a perfeita vontade de Deus. A minha namorada, por outro lado, não tinha a mesma visão que eu. Um namoro santo não era tão importante para ela quanto era para mim. Eu me agarrei à Palavra e me recusei a cair em tentações que nos afastariam da pureza que Deus esperava de nós.

> *Pois Deus não nos chamou para a impureza, e sim para a santificação.* (1 Tessalonicenses 4.7)

A minha busca por uma vida de santidade custou algo valioso para mim. Um dia, após me posicionar contra um pecado diante da minha namorada, "tomei um fora". Ela terminou o namoro comigo, e eu mergulhei em uma fase de crescimento e intimidade com o Pai com total intensidade.

Anos depois, em 2001, a minha igreja foi convidada por outra congregação para o "culto do bom encontro". A programação, que aconteceu em um sábado, era destinada ao público jovem. Os participantes eram divididos entre comprometidos e solteiros, que usavam uma fita vermelha e azul, respectivamente, amarrada ao braço. Nesse evento, observei uma linda moça, que estava usando uma fita azul, indicando que era solteira. Ao fim do culto, depois de trocarmos olhares, eu tomei coragem de enviar a ela um correio elegante com o número do meu telefone e uma frase inspirada no trecho bíblico de Eclesiastes 4.9: "Melhor sermos dois do que um".

A minha busca por uma vida de santidade custou algo valioso para mim.

Os meus amigos confirmaram a minha impressão de que estávamos nos observando durante a reunião dos jovens, e eu comecei a aguardar ansiosamente pela ligação dela. Passados três dias, na terça-feira, enquanto eu conversava com o meu pai sobre a tal moça, o telefone tocou. Era ela! Nós começamos a conversar e, daquele dia em diante, as ligações não pararam! Falávamos sobre tudo o que tínhamos em comum e descobri, por exemplo, que ela não só morava no mesmo bairro que eu, mas passava em frente à minha casa todos os dias. Ainda assim, nunca havíamos nos encontrado. Nós passávamos horas e horas conversando, até que a conta da empresa de telefonia chegou à nossa casa e levamos uma bronca dos nossos pais, já que, naquele tempo, usar o telefone não era nada barato. Estávamos apaixonados e não conseguíamos ficar sem falar um com o outro.

Depois de nos conhecermos melhor, iniciamos um relacionamento sério. No começo, o Pastor Aldir, pai dela, não confiava muito em mim. Demorou até ele se convencer de que eu tinha boas intenções com a sua filha. Por causa de um acidente, ele lesionou a coluna e precisou ficar seis meses em casa, cuidando de sua saúde. Durante a recuperação dele, a minha namorada foi responsável por cuidar do comércio da família. Eu não sabia, mas a linha telefônica da loja utilizava o mesmo número da casa deles, ou seja, enquanto ela conversava comigo no trabalho, o seu pai ouvia tudo em casa, avaliando se eu tinha alguma má intenção.

Quando o senhor Aldir percebeu que eu não agia como os outros rapazes interessados na sua filha e demonstrava vontade de construir um lar, rapidamente conquistei a confiança dele, que passou a apoiar a nossa união. Porém, ele me fez um duro questionamento: "Você quer se casar com a minha filha, mas já tem fogão? Tem geladeira? Já tem uma casa?". Eu só fui capaz de responder com um "não", bem tímido. Saindo daquele interrogatório que tanto me confrontou, comecei a buscar todo meio possível de arrecadar os recursos que precisava para mobiliar a nossa casa. Trabalhei incansavelmente e entrei em contato com aqueles que seriam os nossos padrinhos, anunciando o noivado. Quatro meses depois, eu já havia comprado e ganhado todos os itens que o meu sogro exigiu. Voltei até ele e, dessa vez, tive a sua bênção para me casar com a mulher que o Pai preparou para mim, a Taty — como gosto de chamá-la.

> *A casa e os bens vêm como herança dos pais, mas a esposa sensata vem do Senhor.* (Provérbios 19.14)

VIVENDO UM SONHO

Estar casado com a mulher com a qual tanto sonhei — que servia a Deus e amava a Palavra — criou em mim uma forte convicção de que eu estava caminhando rumo aos propósitos de Deus. Nessa época, eu não congregava mais no lugar onde me converti, pois me tornei membro da igreja da minha esposa, pastoreada pelo seu pai. Essa transição abriu diversas portas que alavancaram o meu chamado. Senti que eu estava amadurecendo e evoluindo espiritualmente.

Em um dos cultos, vi pela primeira vez o meu cunhado, Silvio, fazendo um solo de guitarra durante o louvor. Essa cena me deixou admirado, e eu só conseguia pensar no quão incrível era adorar a Deus daquela maneira. Eu já gostava muito de música e até havia tocado no louvor da minha antiga igreja, mas não era nada como o que tinha visto naquele dia. Um tempo depois, o meu cunhado soube que eu tocava contrabaixo e veio conversar comigo a respeito de sua banda, explicando que precisava de um baixista e que eu poderia fazer parte do grupo. Sem pensar duas vezes, aceitei o convite e passei a tocar com eles.

No mesmo ano, anunciaram um concurso para bandas cristãs. A premiação para a equipe vencedora seria um contrato com uma gravadora relevante. Nós nos inscrevemos, fomos ao festival e ficamos em primeiro lugar. Com o prêmio, gravamos o nosso primeiro CD de rock, e o lançamento fez nossa popularidade no meio gospel crescer. A partir desse dia, iniciamos uma temporada de ministração em várias igrejas e em eventos nacionais, como, por exemplo, a Marcha para Jesus, em São Paulo.

De 2003 a 2017, recebemos convites de diversas denominações para falar sobre o nosso Deus. A banda se chamava Sion, e tudo o que queríamos era utilizar aquela grande plataforma para pregar o Evangelho ao máximo de ouvintes que conseguíssemos. No fim dos shows, eu costumava pedir para compartilhar uma mensagem, nem que fosse por alguns minutos. Meu desejo não era ser um músico que pensava apenas em tocar e, logo depois, voltar para casa. Meu coração buscava algo além e eu aproveitava todas as chances que tinha para levar pessoas a Jesus.

Como sempre gostei de gravar vídeos sobre a minha rotina com a família e com os amigos, levava comigo uma câmera filmadora para todos os lugares. No dia a dia com a banda, não era diferente. Eu constantemente incentivava o grupo a fazer clipes e *vlogs*, retratando aquilo que Deus estava realizando em nossos eventos — desde as ministrações de louvor até os nossos desafios nos bastidores. Não adotamos a prática como banda, mas eu tinha a certeza de que não poderia parar de registrar tudo aquilo que vivíamos.

Após mais de dez anos tocando pelo Brasil, a relevância da nossa banda começou a diminuir. Percebemos também que não era tão simples administrar um grupo com cinco pessoas diferentes, cada uma com as suas experiências, cicatrizes, crenças e linhas de pensamento. Além das dificuldades com as quais estávamos lidando internamente, notei que eu havia me tornado um homem ausente em casa. Quando a minha esposa ficou grávida do meu primeiro filho, David, eu estava ocupado indo para diversas cidades e cumprindo demandas que não tinham fim. Ele nasceu, e eu continuei acompanhando a banda, até que comecei a ficar cansado daquele ritmo intenso e de estar sempre longe da minha família. Só fui "cair na real" quando vi que o meu menino estava crescendo e eu não tinha quase memória alguma com ele.

O PROPÓSITO

As complicações se multiplicando ao meu redor me fizeram repensar se eu realmente estava vivendo de acordo com a vontade divina. Eu amava tocar rock, viajar pelo país com meus amigos e falar de Deus para as multidões. Acreditei, por muito tempo, que esse era o propósito que eu deveria cumprir até o fim da minha vida.

É provável que você também já tenha passado pelo mesmo conflito interno que eu, seja no trabalho, na faculdade ou no ministério da igreja. É comum pensarmos que estamos andando rumo à completa realização pessoal, quando, na verdade, estamos apenas passando por uma etapa. Não é nada agradável ver os sonhos nos quais investimos tanto tempo e esforço indo embora, sem que possamos fazer nada, a não ser partir para a próxima fase.

Eu me lembro de ser convidado para tocar em uma congregação enquanto passava por essa crise. Conversando com o pastor encarregado de nos receber, ouvi algo simples, mas que me marcou profundamente: "Eu também tinha uma banda, mas agora não tenho mais. Hoje, cuido dessa igreja". Essas palavras me lembraram da profecia que recebi no início da minha jornada com Cristo, quando aquele senhor disse que, um dia, eu teria um rebanho para cuidar. Na hora, não quis aceitar que Deus estava falando comigo. Eu só pensava que, para um músico de rock, não fazia sentido abandonar toda a carreira para se tornar um homem de terno que prega no púlpito. Essa era uma concepção equivocada do ministério pastoral. Na minha visão, a vida de um pastor jamais se encaixaria na rotina com a qual eu estava acostumado.

Voltando para a minha casa, o Espírito Santo me lembrou dessa conversa com o pastor, e eu entendi que, cedo ou tarde, a rotina de anunciar o Evangelho por meio da música deixaria de existir. Diferente do que esperava, nenhum medo tomou o meu coração, porque me lembrei do que as Escrituras dizem.

> *Sabemos que todas as coisas cooperam para o bem daqueles que amam a Deus, daqueles que são chamados segundo o seu propósito.* (Romanos 8.28)

No momento que saí da banda, comecei a me arriscar em outros empreendimentos. Tive comércios de vários tipos, abri lojas de instrumentos musicais e de móveis artesanais. Mais tarde, até tentei ser bem-sucedido em outras áreas, porém, não conseguia me estabilizar em nenhuma delas. Apesar de ter talento no ramo de vendas, parecia que algo estava me impedindo de ter êxito. Demorei a entender que isso não era para mim.

Em uma das minhas tentativas, lembrei que gostava de gravar vídeos e levava jeito para isso. No meu coração, havia uma indignação a respeito da política no Brasil, e eu não queria continuar de braços cruzados. Comecei, então, a falar dos erros que via no governo e de toda corrupção que acontecia "por baixo dos panos". Permaneci durante um tempo focado nesse assunto, até que o Senhor revelou qual era o meu real objetivo com as câmeras. Eu não parei de me informar sobre os assuntos políticos, mas transformei os meus perfis das redes sociais em canais de bênção para aqueles que precisavam conhecer Jesus.

Antes, o meu objetivo era acusar a podridão que estava enraizada em nossa administração pública. Depois de ouvir a voz do Pai, tudo o que eu queria era apontar para a vida eterna que existe em Cristo. Entendi que todas as dúvidas e incertezas que enfrentei no passado estavam me preparando para que, quando eu chegasse no tempo de cumprir o meu real propósito, eu fosse fiel até o fim. As provações na igreja onde me converti, o tempo que toquei com a banda e as dificuldades em minha família estavam forjando o meu caráter. Deus precisava me moldar para que eu viesse a público nas minhas redes sociais e tivesse um testemunho vivo para transmitir!

Por isso, se você pensa que está distante demais do seu propósito, saiba que Deus o está capacitando para viver a vontade d'Ele plenamente. Podemos confiar que o nosso Pai nunca abandonará os Seus filhos no meio do caminho. Em vez disso, deixará placas que apontarão o destino certo, para nunca ficarmos perdidos em nossas escolhas. Por mais que sejam desconfortáveis, os processos representam a parte mais importante do trajeto e as dificuldades nos equipam com as ferramentas necessárias para glorigicar ao nome do Senhor. É durante o caminho que Ele nos ensina lições valiosas e nos forja para coisas ainda maiores.

VIVEMOS EM UM MUNDO NO QUAL TER UM EMPREGO E UMA CARREIRA DE SUCESSO É O NOSSO PRINCIPAL PROPÓSITO.

Capítulo 3
AGRADANDO AO SENHOR

Antes da minha conversão, eu nunca pensei que me tornaria um músico cristão. Fazer parte de uma igreja evangélica já era uma realidade muito diferente da minha, mas servir no ministério de louvor tocando contrabaixo elétrico era, sem dúvidas, algo que jamais passaria pela minha cabeça. O restante da história de como fui parar na banda Sion, você já conhece — o Senhor cumpriu a Sua Palavra e fez por mim infinitamente mais do que eu poderia pedir ou imaginar (cf. Efésios 3.20). Não escolhi o rock como estilo musical só por uma jogada de marketing, com o objetivo de fazer sucesso. Na verdade, apesar de sempre ter me identificado com esse ritmo, por um bom tempo pensei que não dava para agradar a Deus com uma melodia que, na época, era considerada secular.

Com o tempo, veio o amadurecimento, e aprendi que o louvor mais genuíno não flui de instrumentos musicais, e sim do coração. Depois desse aprendizado, comecei a ouvir alguns grupos de rock em ascensão no meio gospel e descobri a banda Resgate. Em um dos seus CDs, há uma música que faz referência a Daniel — um grande profeta do Antigo Testamento. Eu ainda estava dando os primeiros passos como novo convertido, e passava horas pensando na letra dessa canção, que diz:

> Se prostrar todo dia
> E provar ser fiel
> Ser lançado na cova
> Sair ileso como Daniel[1]

Essa música me fez refletir sobre a história desse profeta. O livro de Daniel relata que ele era apenas um jovem quando foi levado para a Babilônia (cf. Daniel 1.1-6), após o exército do Rei Nabucodonosor ter cercado a cidade de Jerusalém e vencido os israelitas (cf. 2 Crônicas 36.6).

UM EXEMPLO DE DECISÃO INEGOCIÁVEL

Daniel se viu diante de um país desconhecido e uma cultura pagã, que não adorava ao Senhor e não seguia os mandamentos da Lei. Por ser um homem de boa aparência e muito bem instruído, ele foi escolhido para servir no palácio real (cf. Daniel 1.4), e uma das exigências era que todos os jovens trazidos para estarem diante do rei fossem treinados por três anos, para estudarem a língua dos caldeus e aprimorarem suas habilidades. As suas refeições diárias deveriam, até mesmo, seguir o cardápio

---

[1] Daniel. Compositor: Zé Bruno. Rio de Janeiro: Gospel Records, 1993.

de Nabucodonosor, o qual incluía iguarias e vinho real — uma grande honra, aparentemente.

Junto a Daniel, estavam Hananias, Misael e Azarias, também da tribo de Judá, e os quatro rapazes receberam novos nomes assim que se apresentaram diante do chefe dos oficiais do rei, de acordo com o idioma babilônico. Essa pode parecer uma simples ação burocrática, mas vai muito além disso: mais do que redefinir a identidade deles, Nabucodonosor desejava mudar, sutilmente, a mentalidade daqueles jovens e corromper a herança que tinham como povo de Deus.

Mesmo exilado, Daniel, que passou a ser chamado de Beltessazar, mostrou que não estava disposto a negociar a sua fé.

> *Daniel resolveu não se contaminar com as finas iguarias do rei, nem com o vinho que ele bebia; por isso, pediu ao chefe dos eunucos que lhe permitisse não se contaminar.* (Daniel 1.8)

Embora estivesse em uma situação delicada, o jovem entendeu que pertencia a uma nação santa e não deveria se contaminar com os manjares da Babilônia. Diante disso, procurou o responsável pelo seu treinamento e pediu que fosse dado a ele e a seus amigos apenas legumes e água. Isso não parece loucura? Como poderiam se destacar e alcançar prestígio frente ao rei se estivessem fracos? Mas para a surpresa do chefe dos eunucos, depois de dez dias, os rapazes apresentavam a aparência mais saudável e o físico mais forte que o daqueles que se alimentavam das iguarias locais.

Os outros israelitas em treinamento, provavelmente, consideravam que a atitude de Daniel era radical demais — coisa que só um verdadeiro cabeça dura faria. Eles poderiam pensar: "Qual o problema em comer banquetes tão saborosos, feitos com os ingredientes mais caros do mundo?". Isso não fazia sentido nem mesmo para os serviçais reais, os quais acreditavam que os manjares do rei eram muito mais eficientes para fortalecer os jovens escolhidos.

Na verdade, a atitude aparentemente careta de rejeitar o que era bom e prazeroso refletia um **anseio por agradar a Deus**. Nabucodonosor até tentou destruir a fidelidade deles, mas os quatro jovens estavam decididos a não abrir mão dos seus princípios só para se encaixarem nos padrões daquela cultura.

Por mais impactante que tenha sido o resultado dessa postura de Daniel, ele não sabia que ainda viveria situações de confronto em que precisaria ser fiel à sua decisão de viver para agradar ao Senhor. Anos depois, a Babilônia passou a ser governada pelo Rei Dario, que fez do jovem israelita um dos três governadores responsáveis pela administração do reino (cf. Daniel 6.2). Com inveja da forma como se destacava em tudo o que fazia, os demais sábios e conselheiros começaram a planejar uma forma de matá-lo, e sugeriram ao rei a criação de uma lei que proibisse o povo de fazer pedidos a qualquer um a não ser Dario, tanto a homens como a deuses. O rei aprovou a ideia e assinou o documento, tornando-o irrevogável.

Imagino como foi desafiador se ver nesse cenário. O mesmo Daniel que recusou as iguarias da realeza quando era jovem estava, agora, em uma provação ainda maior. Ele poderia obedecer ao rei para manter seu status ou continuar decidido a adorar ao Senhor, mesmo que isso lhe custasse a vida. Você certamente já conhece a decisão que o profeta tomou. Assim que soube do novo decreto, foi para casa e se ajoelhou em seu quarto para orar, com as janelas abertas na direção de Jerusalém. Que ousadia!

Os homens que buscavam a sua ruína o seguiram, viram o que ele estava fazendo e, imediatamente, contaram tudo ao rei. Como um decreto real não poderia ser revogado, Dario foi obrigado a punir Daniel por sua desobediência, mandando-o para a cova dos leões. O desfecho dessa história tão conhecida nos lembra de como vale a pena permanecer fiel à decisão de agradar ao Senhor. Durante toda a noite, a cova permaneceu fechada com uma pedra, mas de manhã, quando Dario foi até lá para ver o que tinha acontecido, percebeu que o israelita estava são e salvo.

> *Daniel respondeu: — Que o rei viva eternamente! O meu Deus enviou o seu anjo e fechou a boca dos leões, para que não me fizessem mal algum. Porque fui considerado inocente diante dele. E também não cometi nenhum delito contra o senhor, ó rei.* (Daniel 6.21-22)

Diversas vezes, li a história desse grande herói da fé — assim como as experiências de Hananias, Misael e Azarias — e fui fortalecido para continuar a minha jornada com Jesus. Depois de assumir que havia me tornado um crente, precisei fazer escolhas diárias para agradar ao Espírito Santo. Ao tomar essa decisão, percebi que, na maioria das vezes, desagradaria às pessoas à minha volta. Eu precisei, como Daniel, permanecer fiel ao Senhor, mesmo se todos ao meu redor não fossem. Quando me lembro de cada uma das circunstâncias que me confrontaram, meu coração se enche de gratidão pelo meu Pai, que me sustentou e não permitiu que eu me desviasse do caminho certo.

SANTIDADE E MÃOS LIMPAS

Na segunda carta que escreveu a Timóteo, Paulo disse algo sobre os últimos dias que, infelizmente, tem sido uma marca da geração atual.

> *Porque haverá homens **amantes de si mesmos**, avarentos, presunçosos, soberbos, blasfemos, desobedientes a pais e mães, ingratos, profanos, sem afeto natural, irreconciliáveis, caluniadores, incontinentes, cruéis, sem amor para com os bons, traidores, obstinados, orgulhosos, **mais amigos dos deleites do que amigos de Deus**.* (2 Timóteo 3.2-4 – ACF – grifos nossos)

As pessoas realmente têm sido amantes de si mesmas, e vivem procurando, de forma desregrada, prazeres que saciem as vontades da carne e causem algum tipo de bem-estar. Muitos de nossos jovens crescem com o coração endurecido e não são capazes de ouvir ninguém que os diga que estão errados. A Bíblia nos alerta a respeito disso, afirmando que somente um coração contrito e arrependido pode ser aceito pelo Senhor.

> *Sacrifício agradável a Deus é o espírito quebrantado; coração quebrantado e contrito, não o desprezarás, ó Deus.* (Salmos 51.17)

A realidade é que todos desejam ser abençoados por Deus e desfrutar de um futuro próspero, mas, de forma contraditória, muitos não estão dispostos a se aproximar do Senhor para saber qual é a vontade d'Ele para as suas vidas. Um relacionamento íntimo com o Pai exige constante renúncia, e nem todos querem pagar esse preço. Alguns devem se perguntar: "Será que preciso mesmo renunciar à minha antiga maneira de viver para agradar a Deus?". Vou deixar a própria Bíblia responder.

> *Quem subirá ao monte do Senhor? Quem há de permanecer no seu santo lugar? O que é limpo de mãos e puro de coração, que não entrega a sua alma à falsidade, nem faz juramentos com a intenção de enganar.* (Salmos 24.3-4)

Outro fato preocupante é que alguns pregadores focam tanto na graça de Deus e no fato de que Jesus trouxe graça suficiente para nos perdoar de todo pecado, que se esquecem de como a obediência também é essencial, já que revela se realmente tivemos um encontro com o Pai e, portanto, fomos justificados. Apesar de o sacrifício de Jesus nos lavar, sim, de toda impureza, esse tipo de pregação falha por ser incompleta, não revelando plenamente o Evangelho. Para se referir a essa ideia, Dietrich Bonhoeffer usa o termo "graça barata" em seu livro *Discipulado*:

> A graça barata, em vez de justificar o pecador, justifica o pecado. Desse modo, resolve tudo sozinha, nada precisa mudar e tudo pode permanecer como antes. [...] É a pregação do perdão sem arrependimento do pecador.[2]

---

[2] BONHOEFFER, Dietrich. **Discipulado**. Tradução de Murilo Jardelino e Clélia Barqueta. São Paulo: Mundo Cristão, 2016, p. 19-20.

Essa mentalidade só faz com que o pecador engane a si mesmo. Ele está convicto de que certamente será salvo no dia do juízo final se somente crer que Deus existe, mesmo nunca abandonando as suas iniquidades. A graça barata serve como um pretexto para que o mentiroso continue mentindo, o ladrão permaneça cometendo roubos e o preguiçoso não precise agir.

Dentro desse cenário em que a visão de mundo está cada vez mais deturpada pelo pecado, muitos jovens cristãos acabam ficando com medo de se posicionar biblicamente, devido à pressão da sociedade. Isso acaba causando um silenciamento geral diante de pecados que estão sendo normalizados em nossa cultura. Dentre tantas práticas contrárias à Palavra, a homossexualidade, por exemplo, tem sido questionada cada vez menos, gerando uma sensação de que esse tipo de pecado é intocável. São raras as pessoas que ainda abordam o assunto de forma pública e não temem sofrer cancelamentos na internet ou processos judiciais. Nesse sentido, Jesus foi bem direto ao dizer que todos nós precisamos negar a nós mesmos e carregar a nossa própria cruz se quisermos ser Seus discípulos.

> *Jesus dizia a todos: — Se alguém quer vir após mim, negue a si mesmo, dia a dia tome a sua cruz e siga-me. Pois quem quiser salvar a sua vida a perderá; e quem perder a vida por minha causa, esse a salvará.* (Lucas 9.23-24)

A Bíblia não relata exceções. Não importa o tempo no qual vivemos ou as circunstâncias que nos cercam, todos somos chamados a buscar dia após dia uma vida de santidade, imitando o exemplo de Cristo em tudo que fizermos.

> *Como filhos obedientes, não vivam conforme as paixões que vocês tinham anteriormente, quando ainda estavam na ignorância. Pelo contrário, assim como é santo aquele que os chamou, sejam santos vocês também em tudo o que fizerem, porque está escrito: "Sejam santos, porque eu sou santo".*
> (1 Pedro 1.14-16)

O AUXÍLIO ESTÁ DISPONÍVEL

Entender a importância de uma vida separada do pecado e voltada para o Senhor foi fundamental para que eu descobrisse o Seu propósito para mim. Mesmo assim, depois de tantos anos aprendendo com o Espírito Santo e sendo corrigido por Ele, ainda tenho inúmeras falhas que precisam ser alinhadas. Costumo dizer ao meu filho, David, que eu também já precisei superar as mesmas tentações que ele está enfrentando, durante a juventude. Luto até hoje para que algumas dessas fraquezas da minha carne permaneçam submetidas à verdade da Palavra. A santificação é um processo que nos transforma gradualmente, tijolo após tijolo, como uma torre sendo edificada.

Para o meu e o seu alívio, **não estamos sozinhos nessa batalha**. O nosso Mestre sabe muito bem como é viver aqui na Terra, pois Ele Se tornou carne e deixou o Seu exemplo para que tenhamos sempre um incentivo para vencer o mundo.

> *Falei essas coisas para que em mim vocês tenham paz. No mundo, vocês passam por aflições; mas tenham coragem: eu venci o mundo.* (João 16.33)

O PONTO DE PARTIDA

Por causa dessas coisas, quando estamos diante de um impulso carnal que nos leva para longe d'Ele, podemos clamar pelo auxílio do nosso consolador, o Espírito Santo, e encontrar forças para permanecermos santos e irrepreensíveis (cf. Colossenses 1.21-22). Não se engane: sem abandonar os desejos pecaminosos, é impossível agradar ao nosso Pai, e nós não seríamos capazes de vencer sozinhos.

Além disso, somos equipados com armas ideais para esses momentos de conflito interno — as disciplinas espirituais. O hábito de orar e jejuar, por exemplo, faz com que o nosso espírito esteja preparado para dominar os nossos anseios naturais. Já a leitura da Bíblia e a constante meditação nela é o que o salmista define como fundamental para a manutenção de uma conduta pura e sadia aos olhos de Deus.

> *De que maneira poderá o jovem guardar puro o seu caminho? Observando-o segundo a tua palavra. De todo o coração te busquei; não deixes que eu me desvie dos teus mandamentos. Guardo a tua palavra no meu coração para não pecar contra ti.* (Salmos 119.9-11)

Conforme fortalecemos o nosso interior com as verdades do Reino dos Céus, todo o processo de santificação se torna mais eficaz. Gosto de imaginar que a verdadeira graça é como uma escada rolante: tudo o que precisamos fazer é nos posicionar no degrau certo e logo seremos levados para o andar de cima, sem esforço algum. Diferente do que acontece com a graça barata, é importante estarmos no lugar correto para usufruirmos dos benefícios que vêm de uma vida redimida. Só alcançamos esse local correto quando escolhemos obedecer e agradar ao Senhor, e isso envolve o que fazemos dentro e fora da nossa igreja.

O CAMPO E O VESTIÁRIO

Quando a semana está terminando, uma alegria espontânea começa a surgir dentro do meu peito, afinal, o domingo se aproxima! Amo o dia de cultuar, estar com a Igreja, adorando a Deus e aprendendo mais a respeito d'Ele. Não estou dizendo que o restante da semana é irrelevante, pelo contrário! Os dias em que nos reunimos com os nossos irmãos em Cristo são como um treinamento que nos prepara para revelarmos a luz de Deus ao mundo de segunda a sexta, enquanto estamos no trabalho, na faculdade ou em casa.

Se você gosta de jogos, sabe que em muitas modalidades há intervalos nas partidas. No futebol, por exemplo, a primeira parte do jogo tem quarenta e cinco minutos, além dos acréscimos. Quando esse tempo termina, o árbitro apita e as duas equipes adversárias vão para os seus respectivos vestiários, onde podem beber água, receber atendimento médico — se alguém estiver ferido — e discutir as estratégias que não estão funcionando muito bem. O treinador tem quinze minutos para dar as suas instruções e fazer os ajustes necessários antes da sua equipe voltar para o campo e aplicar tudo o que ouviu.

Apesar de esse tempo de descanso e aprimoramento ser muito importante, o jogo de verdade acontece no gramado, ao longo de cansativos noventa minutos. No fim do dia, o treinador não fica satisfeito pelo que os jogadores fizeram no vestiário, e sim por causa do resultado que obtiveram fora dele. Essa mesma lógica pode ser aplicada à realidade dos que são chamados para cumprir uma missão neste mundo.

Os cultos de que participamos aos domingos devem ser entendidos como um intervalo que nos proporciona descanso, fortalecimento e estratégias para cumprirmos a vontade de Deus ao longo da nossa semana. Mas o jogo de verdade acontece quando não estamos na igreja, é nesse tempo que temos a oportunidade de manifestar o nosso propósito. O culto não termina quando saímos do templo! Precisamos entender que agradar a Ele é mais do que levantar as mãos ao céu, cantar uma linda canção de louvor e ouvir a mensagem do pregador. Conforme está escrito, o *Abba* espera de nós uma entrega total.

> *Portanto, irmãos, pelas misericórdias de Deus, peço que ofereçam o seu corpo como sacrifício vivo, santo e agradável a Deus. Este é o culto racional de vocês.* (Romanos 12.1)

UM CONVITE AO DESCONFORTO

Quando se trata de ser sacrifício vivo, não há ninguém melhor para nos dar o exemplo do que Jesus, é claro. Desde a infância, inclusive, Ele demonstrou o Seu compromisso em fazer a vontade do Pai, quando, aos doze anos de idade, começou a responder aos questionamentos que os especialistas da Lei estavam fazendo (cf. Lucas 2.46-47). Cerca de dezoito anos depois (cf. Lucas 3.23), Ele foi até João Batista e recebeu o batismo nas águas. Logo em seguida, Deus expressou claramente Sua alegria pela atitude do Filho.

AGRADANDO AO SENHOR

> *Depois de batizado, Jesus logo saiu da água. E eis que os céus se abriram e ele viu o Espírito de Deus descendo como pomba, vindo sobre ele. E eis que uma voz dos céus dizia: — Este é o meu Filho amado, em quem me agrado.* (Mateus 3.16-17)

Se você prosseguir na leitura do livro de Mateus, é muito provável que seu conceito de recompensa seja confrontado. Normalmente, quando um pai se agrada de seu filho, leva-o para fazer algo divertido, como tomar um sorvete ou assistir a um filme no cinema. Eu mesmo tenho o hábito de fazer isso com os meus filhos, afinal, como pai, é claro que quero agradá-los! No caso de Jesus, a história não foi bem essa. Depois de ser batizado por João e ouvir uma declaração tão favorável do Pai, Cristo foi levado ao deserto (cf. Mateus 4.1) — um lugar nada divertido, concorda? Sem sorvete e cinema, o Mestre foi ao deserto, não para Se bronzear, mas para ser tentado pelo Diabo.

Jesus obedeceu ao comando do Espírito Santo, passou quarenta dias em jejum e venceu as ciladas de Satanás. Após ter superado esse período de provação, foi a várias cidades e manifestou milagres e maravilhas com grande poder sobrenatural. Diante disso, quando analisamos a vida do Messias, fica claro que as Suas atitudes não refletiam uma busca por obter conforto, e sim por cumprir a vontade d'Aquele que O enviou, a fim de, no fim de tudo, colher os frutos de Seu sacrifício.

> *Ele verá o fruto do trabalho de sua alma e ficará satisfeito [...].* (Isaías 53.11)

A obediência de Jesus nos ensina que agradar a Deus pode não ser confortável, já que demanda decisões que, quase sempre, vão contra os nossos desejos naturais e submetem a nossa carne a um estado de incômodo. Em outras palavras, o culto que realmente cativa o Pai só ocorre quando estamos dispostos a renunciar às vontades do nosso coração para viver as do coração d'Ele.

A CHAVE DO RELACIONAMENTO

Imagine que você tem um grande cofre em casa, mas não possui a chave para abri-lo e usufruir dos benefícios que uma vida de riqueza pode proporcionar. A religião é mais ou menos assim. Ela nos entrega um pacote cheio de promessas sobre prosperidade, porém, não mostra como podemos usufruir delas na prática. Às vezes, ela até nos ensina coisas contrárias às Escrituras. Do outro lado, temos a filiação divina, já que, como vimos anteriormente, o Espírito nos traz a convicção de que somos filhos de Deus. Nosso Pai possui todas as riquezas deste mundo e do vindouro (cf. 1 Coríntios 10.26; Hebreus 6.5), e não apenas um cofre de privilégios.

O mais importante não é saber que temos acesso às bênçãos do Senhor, e sim que nada é tão valioso quanto estar na Sua presença. Enquanto formos cristãos que seguem a Cristo por causa das vantagens naturais que podemos obter, não conseguiremos agradar a Deus. Algumas pessoas até são obedientes aos princípios bíblicos, porém, são motivadas por uma mentalidade de orfandade. Para exemplificar, podemos refletir sobre a situação de uma família que conheço, que se desviou dos caminhos do Senhor e se afastou do convívio com a igreja. O que me chamou a atenção foi que o homem e sua esposa continuaram devolvendo o dízimo mensalmente, convencidos de que, agindo assim, afastariam o devorador e continuariam prosperando (cf. Malaquias 3.8-11).

Os dois pensavam que estavam obedecendo à Palavra por entregarem uma parte dos seus ganhos todo mês, mas o que realmente estavam fazendo era seguir um ritual religioso, sem qualquer valor para Deus! Nós agimos da mesma maneira sempre que abrimos mão de alguns de nossos sonhos, vontades ou impulsos carnais com a intenção de ganhar algo do Senhor.

Algumas pessoas até são obedientes aos princípios bíblicos, porém, são motivadas por uma mentalidade de orfandade.

Uma vida que alegra o Pai consiste em renúncia verdadeira, por amor Àquele que nos entregou, de bom grado, a oferta mais preciosa que possuía: o Seu Filho. Na prática, desistir de um sonho de muitos anos não é uma tarefa tão simples, é até impossível, se nos basearmos em nossa própria força de vontade. A única maneira de oferecer um sacrifício agradável ao Senhor é estando alinhado ao Espírito Santo. O relacionamento com Ele é a chave para termos sucesso e prazer em agradar a Deus.

NÃO SE ENGANE: SEM ABANDONAR OS DESEJOS PECAMINOSOS, É IMPOSSÍVEL AGRADAR AO NOSSO PAI.

Capítulo 4
OBEDIÊNCIA

Quando penso em obediência, logo me lembro de um culto, em minha antiga igreja, no qual o Espírito Santo falou comigo de forma poderosa. Naquele dia, eu senti que a presença d'Ele encheu o salão de uma forma diferente, e foi impossível segurar as lágrimas diante de tamanha glória. O interessante é que, ao meu redor, tudo parecia normal, exatamente como sempre: bancos de madeira à minha frente e o grupo de louvor ministrando canções de adoração. Mas algo incendiou o meu peito, e o anseio de ter uma vida centrada em Deus me tomou.

Confesso que tive medo de renunciar a todos os meus desejos e maus hábitos para viver plenamente a vontade do meu Pai. Por um tempo, não consegui nem orar para que a Sua vontade se cumprisse em mim. Eu achava que, caso fizesse essa oração perigosa, o Senhor me enviaria para um país onde cristãos são perseguidos e torturados, como nas histórias que eu ouvia — e, definitivamente, isso não estava nos meus planos. Só de imaginar esse cenário, o meu coração acelerava e eu sentia um forte frio na barriga.

O curioso é que essa resistência aos planos de Deus só durou até todos os meus planos começarem a dar errado. Depois de algumas frustrações, investimentos malsucedidos e instabilidade em diversas áreas da minha vida, percebi que seguir os meus próprios pensamentos não era uma boa ideia. **Foi quando tomei coragem de fazer aquela oração perigosa que eu tanto temia** e clamei para que a vontade do Senhor fosse realizada em mim. A partir daquele momento, decidi que andaria, todos os dias, em obediência a Deus, independentemente do que Ele poderia me pedir para fazer.

Nessa época, comecei a trabalhar como motorista de aplicativo para sustentar a minha família e, quando eu chegava em casa, à noite, ligava a câmera e começava a gravar vídeos para as minhas redes sociais. A essa altura, imagino que você já conheça um pouco da história de como fui parar no YouTube e saiba que comecei falando sobre a situação política do Brasil. O meu canal não era grande, pelo contrário! Mas, embora as minhas visualizações e engajamento fossem mínimos, algo me dizia para continuar.

Até que, certo dia, impactado por uma reportagem a que assisti, decidi gravar um vídeo diferente do que eu costumava fazer. Era a história de um rapaz que se afogou numa forte enchente,

OBEDIÊNCIA

enquanto tentava salvar a sua bicicleta. Fiquei extremamente angustiado ao ver as imagens do jovem agarrado a um poste com apenas uma das mãos, enquanto segurava o seu veículo com a outra. As pessoas ao redor gritavam: "Se segura com as duas mãos!". Apesar dos alertas, ele preferiu salvar aquele objeto, então, foi arrastado pela água e se afogou. Essa notícia mexeu muito comigo, e eu pensava em como era possível alguém dar tanto valor às coisas materiais a ponto de negligenciar a própria vida... Refletindo sobre isso, decidi gravar um conteúdo diferente, que incentivasse as pessoas a olharem mais para o que realmente importa e menos para coisas passageiras.

No mesmo dia da publicação, o vídeo atingiu mais visualizações do que todas as minhas outras postagens juntas. Eu me lembro de que, mais tarde, encontrei alguns conhecidos em um restaurante, onde estava fazendo um serviço temporário como técnico de som, e eles questionaram se aquele conteúdo que estava circulando na internet, de fato, era meu. Ter uma boa audiência no meu canal era novidade e perceber que até os meus colegas de trabalho assistiram ao que produzi me deixou muito surpreso! Voltei para casa animado e decidi gravar mais, é claro. Se você pensou que eu criei um vídeo com outra mensagem evangelística, está enganado. Na verdade, fiz uma postagem sobre assuntos políticos novamente, porque ainda não havia aceitado que Deus queria que eu pregasse o Evangelho naquela plataforma.

A minha nova postagem não teve muito alcance e seguiu a mesma média de visualizações dos conteúdos antigos. O tempo passou e eu só voltei a falar sobre Deus no meu canal depois de, novamente, ouvir uma reportagem impactante. Dessa vez, era sobre dois meninos que subiram na traseira de uma carreta e ficaram se segurando ali por quilômetros. Eu fiquei impressionado com o que tinha ouvido e compartilhei um vídeo dizendo que devemos nos agarrar e confiar no Senhor para sermos guiados por Ele, da mesma maneira que aqueles adolescentes fizeram. Numa situação de perigo, eles agarraram forte o que podia mantê-los a salvo. Em apenas algumas horas, a publicação atingiu centenas de milhares de visualizações.

Fui para a cama intrigado e questionando a razão de a mesma coisa estar acontecendo de novo. Naquela noite, eu tive um sonho que mudou tudo de vez.

ALIMENTO PARA UMA MULTIDÃO

No sonho, eu era acordado pelo barulho de uma pessoa entrando em meu quintal, então me levantava da cama, pegava uma lanterna e ia até a janela conferir o que estava acontecendo. Um rapaz, notando a claridade, ia até o meu encontro falar comigo e me mostrava uma arma. Em determinado momento, ele confessava que estava na vida de criminalidade e eu o repreendia com amor, dizendo que não era bom sair ameaçando as pessoas por aí e que a solução para os problemas dele era Jesus. Convencido pelo Espírito Santo, por meio das minhas palavras, o jovem entregava a vida a Deus e ia embora.

Depois disso, eu voltava para a minha cama, mas ouvia outro barulho no quintal. Dessa vez, era um homem que, ao me ver, tentava fugir. Eu corria para alcançá-lo, enquanto o repreendia, dizendo que não era correto invadir o terreno de desconhecidos. De repente, eu começava a pregar sobre arrependimento para ele, orávamos juntos e, assim como o primeiro, o homem decidia se render ao Senhor.

Logo depois, eu retornava para o quarto pela segunda vez, pensando que, finalmente, conseguiria descansar, mas percebia que, na casa ao lado, uma grande festa estava rolando. Enquanto isso, a minha esposa cozinhava e, ao sentirem o cheiro da comida, que se espalhava por toda parte, as pessoas que estavam na festa vinham para a minha porta querendo comer. Eu me levantava correndo para impedir que entrassem na minha casa e para repreender os invasores. Repetia a mesma mensagem de arrependimento que havia anunciado anteriormente aos dois homens. Dentre aquelas pessoas, havia uma jovem pela qual eu sentia que precisava orar. Colocava as minhas mãos sobre a sua cabeça para interceder e, imediatamente, ela se contorcia, e um demônio se manifestava. Esse demônio, usando a voz da menina, afirmava que eu jamais o conseguiria expulsar. Indignado com essa afronta, eu dava ordens ao espírito imundo para ir embora, no poder do nome de Jesus.

Você pode estar achando tudo isso muito intenso e confuso, mas o que aconteceu depois foi extraordinário para mim: uma voz poderosa gritou o meu nome e me acordou daquele sonho. Era o próprio Deus falando comigo. Eu só consegui compreender o que Ele estava me dizendo por meio daquela experiência dias mais tarde.

Era o próprio Deus falando comigo.

Em primeiro lugar, entendi que as pessoas entrando em meu território representavam aqueles que seriam alcançados pelas minhas redes sociais, por meio das quais eu anunciaria o amor de

O PONTO DE PARTIDA

Cristo. Já o cheiro de comida que saía da minha casa e atraía pessoas até lá revelava a fome do mundo pela Verdade. Por fim, compreendi que eu seria usado como uma ferramenta de Deus para alimentar espiritualmente todos os que ainda viriam até mim, mesmo que, muitas vezes, eu pensasse ser incapaz de carregar uma responsabilidade tão grande.

PLANTAR E COLHER

Eu sabia que precisava responder às fortes revelações que recebi e não podia permanecer como antes, mas essa seria uma mudança desafiadora e nada confortável. Foi duro entender que os planos de Deus são melhores do que os meus. Os vídeos que eu gravava eram lícitos, e as minhas intenções, ao falar sobre política, eram boas. Estudar o mercado financeiro me fez compreender que todo cidadão precisa estar informado a respeito do que acontece no governo de seu país, e eu me sentia honrado em ajudar as pessoas, mesmo que poucas, a escolherem os seus representantes com sabedoria. Então, movido pela necessidade e pelo desejo de alertar os outros, insistia no YouTube, com a esperança de que, um dia, seria recompensado e poderia dar aos meus filhos e à minha esposa uma boa qualidade de vida.

Porém, o sonho que tive me impactou de tal forma, que eu não fui mais capaz de continuar gravando os meus vídeos com os mesmos temas de antes, como se nada tivesse acontecido. O foco do meu canal precisava mudar! Deus estava me alistando para uma nova missão, e eu precisei escolher entre obedecer ao Seu chamado ou prosseguir fazendo a minha própria vontade. Assim, fui lembrado da oração perigosa que havia feito tempos antes e, em um ato de fé e entrega, decidi me submeter à direção do Senhor e confiar nos planos que Ele tinha para o meu futuro.

O EXEMPLO DE SAUL

Mais ou menos um mês após o meu sonho, o Espírito Santo ministrou ao meu coração usando a passagem bíblica que narra Saul, rei de Israel, sendo enviado por Deus para batalhar contra os amalequitas, um povo cruel, que se opunha ao Senhor (cf. 1 Samuel 15). A ordem dizia que o rei deveria destruir tudo o que estivesse em seu caminho, incluindo objetos e animais. A missão foi cumprida só pela metade, pois Saul não matou o rei pagão, e ainda poupou os animais que considerou saudáveis, com a intenção de os sacrificar (v. 9).

Por causa dessa desobediência, Deus enviou o profeta Samuel até Saul, com a seguinte mensagem:

> *Porém Samuel disse: — Será que o Senhor tem mais prazer em holocaustos e sacrifícios do que no obedecer à sua palavra? Eis que o obedecer é melhor do que o sacrificar, e o ouvir é melhor do que a gordura de carneiros.* (v. 22)

Depois que o profeta entregou essa palavra a Saul, o seu reinado nunca mais foi próspero. Embora o rei tivesse vencido a batalha, não foi fiel à ordem divina e quis resolver a situação conforme julgou ser melhor.

Entendi que pode parecer que não, mas em vários momentos nós também agimos dessa maneira, pois queremos obedecer a Deus pela metade, sacrificando só o que não tem valor e escondendo o que nos custa algo. Eu, por exemplo, desde o vídeo sobre o rapaz levado pela enchente, já havia percebido o que Ele queria de mim, mas não abri mão do que era confortável — os vídeos sobre política. Mesmo assim, o Pai insistiu em mim e me deu aquele sonho, para que eu tivesse uma visão ainda mais clara da Sua vontade. Ele mostrou o caminho, e eu precisei juntar as minhas malas e me aventurar em uma estrada desconhecida.

Se você parar agora, por um momento, e pensar nos últimos dez anos, também vai se lembrar de alguma escolha que fez por conta própria e que não deu muito certo. Isso acontece porque, o tempo todo, a nossa natureza caída está tentando assumir o controle das nossas ações e nos tornar independentes do Espírito Santo. Nós pensamos que sabemos o que estamos fazendo e que os nossos planos são insuperáveis.

Mas, agindo assim, comunicamos que não precisamos d'Ele e que somos nossos próprios senhores. O mais absurdo em tudo isso é acreditar que podemos ser verdadeiramente bem-sucedidos e completos fora da vontade de Deus... Essa crença demonstra que, na verdade, não temos um amor sincero por Ele.

> — *Se vocês me amam, guardarão os meus mandamentos.* (João 14.15)

Jesus deixou muito claro que o nível da nossa obediência está diretamente ligado ao quanto O amamos, afinal, amor é ação, e não um mero sentimento. Quem obedece demonstra seu amor não por se emocionar em um culto e jurar devoção eterna, mas por colocar em prática aquilo que Ele ordena. Quando desobedecemos, revelamos que amamos outra coisa mais do que a Deus.

Pare por um momento e reflita sobre as vezes em que, mesmo sabendo o que o Pai queria, você escolheu avançar para a direção contrária. O que estava em seu coração? Por quem você demonstrou amor: a Deus ou a si mesmo?

Em Mateus 7.8, o Mestre instruiu os seus discípulos a pedirem e buscarem n'Ele o que desejavam. Isso quer dizer que podemos pedir ao Senhor que faça crescer em nós um amor cada vez maior por Ele e um senso de propósito que ultrapasse os nossos próprios desejos. Assim, estaremos prontos para tomar decisões certas e enfrentar circunstâncias adversas.

No meu caso, como disse, só fui capaz de cumprir o que o Pai queria que eu fizesse depois de ter me rendido e feito aquela oração perigosa. Saber que Deus tinha planos melhores do que os meus para o meu futuro mudou completamente o meu estilo de vida. Não estou dizendo, de forma alguma, que alcancei o último nível de obediência na jornada de um cristão, mas que, pouco a pouco, tenho me aperfeiçoado e aprendido a renunciar às minhas vontades para que a verdade da Palavra se manifeste por meio do meu comportamento.

Assim, desde 2019, quando passei a usar o meu canal para evangelizar, até hoje, enquanto escrevo este livro, tenho comprovado que obedecer é a melhor decisão que um verdadeiro discípulo de Jesus pode tomar. Somente um cristão maduro consegue ser obediente a ponto de fazer o que não trará conforto ou êxito imediato, já que a maioria das pessoas só está disposta a investir no que traz retorno rápido. A lógica do nosso século é colher antes de plantar, mas isso não funciona no Reino dos Céus.

O PONTO DE PARTIDA

Com Deus, não conseguimos pular etapas. Precisamos semear uma vida de sacrifícios, renunciar aos instintos da nossa carnalidade, permanecer firmes e, só depois, colher os frutos. Muitos creem que o melhor que podem receber do Pai são coisas passageiras, como um carro, um emprego, um casamento etc. Tudo isso é, sim, benção d'Ele. Mas podemos nos alegrar ainda mais com as coisas preparadas para nós na eternidade — o nosso galardão. A realidade é que ninguém conhece exatamente a dimensão desse galardão que espera por aqueles que amam o Senhor, tudo o que sabemos é que o Pai tem preparado para os Seus filhos algo que vai muito além de bens materiais ou do que a nossa imaginação pode conceber.

> *Mas, como está escrito: "Nem olhos viram, nem ouvidos ouviram, nem jamais penetrou em coração humano o que Deus tem preparado para aqueles que o amam".* (1 Coríntios 2.9)

> *— Eis que venho sem demora, e comigo está a recompensa que tenho para dar a cada um segundo as suas obras.* (Apocalipse 22.12)

Em nossa sociedade, o padrão é trabalhar por recompensas imediatas. Eu me lembro de quando comecei a assistir a uma produção coreana chamada *Round 6*[1], que retrata exatamente essa realidade. Na série, pessoas com grandes problemas financeiros

---

[1] ROUND 6 [Seriado]. Direção: Hwang Dong-hyuk. Produção: Bucket Studio Co., Seoul. Los Gatos: Netflix, 2021. Disponível em: *https://www.netflix.com/title/81040344*. Acesso em setembro de 2023.

OBEDIÊNCIA

são levadas a um jogo macabro, em busca do prêmio — uma quantia de dinheiro suficiente para deixar qualquer um rico. Homens e mulheres enfrentam desafios mortais, até que sobra um único integrante. Enquanto o jogo acontece, uma bola cheia de dinheiro fica pendurada no teto, aumentando ainda mais a obstinação dos participantes e os incentivando a se esforçarem ao máximo para sobreviver até o fim.

Para nós, que fomos redimidos por Jesus, a visão é outra. Nossa maior recompensa não é material, e não fica em uma bola, acima de nossas cabeças, para nos motivar. Nós precisamos enxergar através das lentes do Espírito, afinal, o que é espiritual só pode ser discernido espiritualmente (cf. 1 Coríntios 2.14). Você já pode ter se questionado sobre como ter a convicção de que receberemos o nosso galardão quando Cristo voltar e nos levar para as moradas eternas, conforme está escrito em João 14.1-3, e a resposta é tão simples quanto desafiadora: precisamos ter fé! Esse é o alimento que nutre o cristão com vigor e ousadia para que fiquemos firmes diante de tantas dúvidas que podem surgir no meio do caminho e possamos obedecer ao Senhor sem medo.

> *Ora, a fé é a certeza de coisas que se esperam, a convicção de fatos que não se veem. Pois, pela fé, os antigos obtiveram bom testemunho.* (Hebreus 11.1-2)

A fé é uma certeza e não depende de comprovação humana! Ter fé é confiar n'Aquele que prometeu, mesmo que as circunstâncias não tragam pistas de que a promessa vai se cumprir. O verdadeiro crente não apenas crê na existência de Deus, até os demônios fazem isso, mas ele vive pela fé, por amor, escolhendo abrir mão da sua vida para ganhá-la na eternidade (cf. João 12.24-25).

O autor de Hebreus afirma que nossos antepassados em Cristo só foram justificados porque tiveram fé (cf. Hebreus 11.2). Pessoas como Davi, que venceu o gigante filisteu; Abraão, que confiou o único filho ao Senhor; Ester, que salvou o seu povo da morte; e Débora, que não temeu os inimigos, foram obedientes aos seus princípios, mesmo quando pressionados de várias maneiras a desistir. Nós também, se quisermos ser aprovados pelo Pai e gerar bom testemunho, precisamos, urgentemente, aprender a viver pela fé, tendo uma visão espiritual.

LIDERANÇA E SUBMISSÃO

As Escrituras estão repletas de bons exemplos para imitarmos e cada um deles ensina que a obediência é o caminho para uma vida com propósito. Por outro lado, há também as histórias daqueles que não tiveram tanto sucesso assim e acabaram falhando em cumprir a vontade de Deus, como Sansão — um dos líderes de Israel. Esse homem foi escolhido desde o ventre de sua mãe para se tornar uma peça fundamental na libertação dos israelitas das mãos de seus adversários.

> *Havia um homem de Zorá, da linhagem de Dã, chamado Manoá, cuja mulher era estéril e não tinha filhos. O Anjo do Senhor apareceu a essa mulher e lhe disse: — Eis que você é estéril e nunca teve filhos, mas você ficará grávida e dará à luz um*

OBEDIÊNCIA

> *filho. Por isso, tenha cuidado e não beba vinho nem bebida forte, e não coma nenhuma comida impura.* (Juízes 13.2-4)

O anjo do Senhor explicou que a mãe de Sansão deveria seguir perfeitamente os mandamentos da Lei, não se contaminando com bebidas fortes ou alimentos impuros, enquanto estivesse grávida, porque o seu filho seria um nazireu, ou seja, consagrado ao serviço de Deus (cf. Números 6.1-21). Até aquele momento, tudo seguia bem e o menino crescia com uma força sobrenatural dada pelo Espírito Santo (cf. Juízes 13.24-25), mas, quando se tornou adulto, começou a desobedecer ao Senhor. Ele tomou uma mulher do povo filisteu como esposa (cf. Juízes 14.2), comeu mel retirado de um leão morto (cf. Juízes 14.9) e se prostituiu com outras mulheres (cf. Juízes 16.1-4).

Mesmo praticando tantos atos detestáveis diante de Deus, a sua força não se foi, e ele continuou vencendo exércitos inteiros sozinho, até que Dalila, uma mulher que não temia ao Senhor, cortou os cabelos dele, tirando toda a sua força (cf. Juízes 16.19). Por estar fraco, Sansão foi capturado e acorrentado pelos filisteus. Prestes a morrer, ele clamou a Deus para que somente mais uma vez tivesse a força de antes. O pedido foi atendido e o israelita empurrou as colunas do salão onde ele e milhares de inimigos estavam. A construção foi derrubada, matando todos ali presentes.

Lendo essa trágica história, percebi que Sansão não se corrompeu do dia para a noite. A desobediência foi se enraizando aos poucos em seu caráter, começando por um casamento proibido, até o rompimento total com os seus votos de nazireu. Eu imagino que esse grande herói de guerra deve ter pensado que, se nada aconteceu depois de pecar uma vez, nada aconteceria se continuasse pecando. A sua força ainda permaneceu por muito tempo antes de ser totalmente removida.

Assim como Sansão, nós também fomos chamados para uma vida de santidade e pureza, baseada no estilo de vida de Jesus.

> *Vocês, porém, são geração eleita, sacerdócio real, nação santa, povo de propriedade exclusiva de Deus, a fim de proclamar as virtudes daquele que os chamou das trevas para a sua maravilhosa luz.* (1 Pedro 2.9)

Mesmo que isso seja um fato para todo cristão, alguns ainda insistem em abusar da graça de Deus (cf. Romanos 6.1), pensando que não sofrerão consequência alguma por isso. Tenho visto pessoas praticando atos contrários à Palavra sem qualquer peso na consciência, crescendo em desobediência, de forma sutil, por meio de "mentiras inofensivas", "fofocas santas" e muitas outras armadilhas. A verdade é que, aos poucos, se esses pecados não forem tratados, vão crescer e adoecê-los espiritualmente.

Por outro lado, também é possível cairmos no engano sem percebermos, e isso acontece quando agimos contra os planos divinos, seja por falta de conhecimento, seja por não pararmos para analisar a nossa própria vida. Nessas situações, como voltamos ao caminho da obediência se estivermos andando sozinhos? A Palavra diz que, se quisermos permanecer afiados e preparados para vencer este mundo, precisamos viver em comunidade e debaixo de uma autoridade.

OBEDIÊNCIA

> *O ferro se afia com ferro, e uma pessoa, pela presença do seu próximo.* (Provérbios 27.17)

> *Obedeçam aos seus líderes e sejam submissos a eles, pois zelam pela alma de vocês, como quem deve prestar contas [...].* (Hebreus 13.17)

Descumprir esse princípio foi um dos primeiros erros de Sansão. Ele ouviu tanto o seu pai quanto a sua mãe dizerem que escolher uma esposa de uma nação pagã não era uma boa decisão, mas desprezou o conselho deles, que zelavam pelo seu chamado desde a infância. A partir dessa rebeldia, todos os outros males cometidos por ele se tornaram corriqueiros e o levaram à morte.

Nós até podemos achar que somos muito fortes espiritualmente, porém, apesar de nos esforçarmos para viver em santidade, nossos irmãos e líderes são essenciais para o nosso amadurecimento e crescimento como cristãos. Deus não nos criou para caminharmos sozinhos! Já passei por muitas situações em que pessoas apontaram o dedo para mim e me exortaram a abandonar atitudes que não eram condizentes com o que acredito. Elas não me confrontaram com a intenção de me prejudicar, mas, ao me mostrarem o que eu estava fazendo de errado, demonstraram que me amavam e obedeceram àquilo que o Senhor ensina.

> *Por isso, exortem-se e edifiquem-se uns aos outros, como de fato vocês estão fazendo.* (1 Tessalonicenses 5.11 – NVI)

O PONTO DE PARTIDA

Se não fossem meus líderes e irmãos em Cristo sempre me exortando e auxiliando em diversas situações difíceis, eu não estaria aqui hoje, contando esses testemunhos. Todos os dias, sou muito edificado pelas mensagens que ouço em minhas redes sociais, seja por vídeos, imagens ou textos. Mesmo assim, a internet não é capaz de substituir a nossa comunhão com a igreja local. É o constante contato com nossos irmãos, que têm personalidades, dons e histórias diferentes, que aperfeiçoará o nível da nossa obediência. Por isso, eu afirmo, sem medo de errar, que é impossível viver em conformidade com os propósitos de Deus se, por escolha própria, não tivermos comunhão com a igreja local.

Se você, de forma genuína, deseja ser um filho obediente e viver a vontade d'Ele, eu o encorajo a se abrir para ser aperfeiçoado por meio do convívio com os seus irmãos na fé. Nem sempre será uma experiência agradável, mas é extremamente necessário. Não se esqueça de que você está correndo uma maratona (cf. 1 Coríntios 9.24)! E, por mais doloroso que seja se manter em movimento, o que o espera na linha de chegada é muito maior do que qualquer dificuldade!

DEUS NÃO NOS CRIOU PARA CAMINHARMOS SOZINHOS!

Capítulo 5
RASGANDO A MULTIDÃO

Sabe aquela história de que a grama do vizinho é sempre mais verde que a nossa? Pois é, essa expressão popular aponta para um comportamento que todos nós já enfrentamos: a comparação. É comum olhar para as outras pessoas e pensar que o que temos é inferior. O problema é quando ficamos presos em um ciclo vicioso, querendo ser iguais aos que **aparentam** ter mais sucesso — mesmo que esse não seja o plano de Deus para nós.

Para ser sincero, eu caí nessa armadilha muitas vezes. Quando olhava ao redor, sempre via pessoas com qualidades supostamente superiores às minhas, tanto espiritualmente quanto materialmente. Essa sensação era tão forte que persistia até na Igreja. Eu lembro que, durante os cultos, observava meus irmãos na fé e desejava ser como aqueles mais maduros, cheios de unção e dons do Espírito Santo. Quanto mais fazia isso, mais eu me sentia estagnado, sem conseguir crescer.

O PONTO DE PARTIDA

A comparação trouxe o vitimismo para dentro do meu coração, e eu tinha a impressão de ser apenas mais um no banco da igreja, no meio de uma multidão. Mas, ainda que todos os meus sentimentos parecessem reais, a grande verdade é que eu precisava reagir àquelas emoções e me libertar delas.

UMA ATITUDE RADICAL

Você já se viu como uma pessoa qualquer no meio da multidão? Se a sua resposta foi "sim", saiba que não está sozinho. Eu acredito que todos nós passamos por momentos assim, e é nessa hora que precisamos tomar uma decisão radical para mudar o nosso destino. Somos abençoados por termos a Bíblia para nos auxiliar, e ela está cheia de exemplos de homens e mulheres que confiaram em Deus, enfrentaram seus medos e superaram o sentimento de vitimismo para alcançar a promessa.

Gideão, por exemplo, era um cara simples, que se escondia no meio da multidão e se sentia inferior aos outros. Ele vivia numa época em que Israel estava mergulhado no caos, atolado em problemas e oprimido pelos inimigos. Esse jovem era da menor família de Manassés e não se achava capaz, muito menos digno de liderar ou fazer grandes coisas para a sua nação. Mas, ainda que o contexto fizesse todos acreditarem nisso, não era essa a realidade que Deus enxergava.

O Senhor convocou Gidão para lutar por Israel e, depois de passar por um processo para vencer a insegurança e o vitimismo causados pela comparação, ele se tornou um herói, um líder que inspirou o povo de Israel a confiar em Deus e a acreditar que, não importa quão impossível pareça, a vitória sempre pode ser alcançada com o Pai (cf. Juízes 6-8).

Para mim, porém, uma das histórias mais inspiradoras é a de uma mulher que sofria de hemorragia há doze anos. A Palavra relata que ela já havia procurado vários médicos, mas nada resolvia o problema. Depois de tantas decepções, a mulher ouviu falar sobre quem Jesus era e o que fazia, e isso foi o suficiente para instigá-la a tomar uma atitude radical e crer que, se conseguisse ao menos tocar nas vestes do Messias, seria curada (cf. Marcos 5.27-28). O desafio era grande, porque havia uma grande multidão em volta d'Ele, que O apertava de todos os lados.

Além disso, naquele tempo, em Israel, mulheres com algum fluxo de sangue eram consideradas impuras. Elas precisavam ficar isoladas até que se passassem sete dias após o fim do sangramento, para não contaminar o povo de Deus (cf. Levítico 15.25-31). No caso dessa mulher, em particular, além de ter gastado tudo o que tinha em busca de uma cura, ela sangrava, incessantemente, havia doze anos, ou seja, vivia em isolamento e se escondendo de todos (cf. Marcos 5.25-26). Dá para imaginar o quanto essa situação era difícil, não é? Imagine viver com discriminação, zombarias e insultos constantes, sem poder fazer nada para mudar! Mas nada disso a impediu de seguir em frente.

> *E eis que uma mulher, que durante doze anos vinha sofrendo de uma hemorragia, veio por trás de Jesus e tocou na borda da capa dele. Porque dizia consigo mesma: "Se eu apenas tocar na capa dele, ficarei curada". Então Jesus,*

O PONTO DE PARTIDA

> *voltando-se e vendo-a, disse:* — *Coragem, filha, a sua fé salvou você. E, desde aquele instante, a mulher ficou sã.*
> (Mateus 9.20-22)

Uma das coisas que mais me impressiona nessa história é que, mesmo rodeado por uma multidão, Jesus notou a fé dessa mulher debilitada em meio a tantas pessoas. Mesmo que muitos outros doentes, deficientes e aflitos estivessem presentes e tocando-O, só ela foi curada. Aquela mulher creu que Ele era o que precisava, não se comparou com as outras pessoas, muito menos se vitimizou, e rasgou a multidão para tocar no Senhor. Em seu coração, ela decidiu superar os obstáculos — os físicos e os emocionais — para alcançar Jesus.

Por muito tempo, busquei entender qual era o segrego para ter uma fé tão grande, o que a diferenciava dos demais. Enquanto refletia sobre essa história, e pensava na atitude radical dessa mulher, percebi que existem diferentes tipos de seguidores ao redor de Jesus.

Os que acompanham à distância

São aqueles que já ouviram falar do Evangelho e demonstraram certo interesse, mas ainda não tomaram a decisão de abandonar por completo sua vida de pecado, abrir mão de seus próprios desejos e se entregar a um relacionamento íntimo com Deus. Por estarem distantes, têm dificuldade em compreender plenamente as palavras do Senhor e se contentam em permanecer confortáveis, obedecendo apenas ao que é conveniente para eles. Para simplificar, podemos dizer que esse tipo de seguidor vive à margem, com um pé dentro e outro fora do cristianismo.

A multidão

Esse grupo inclui quem quer seguir a Jesus de verdade, mas ainda têm dificuldade de colocar isso em prática. Os integrantes desse grupo buscam aprender mais sobre como ser, de fato, um seguidor d'Ele. Mas, por estarem cercados por muitas vozes diferentes, podem ficar confusos e distraídos, o que leva a uma fé superficial e um relacionamento fraco com Deus. Os que estão na multidão precisam de constante orientação e discipulado para crescerem em sua fé e viverem uma vida cristã plena.

Os discípulos

São todos aqueles, homens ou mulheres, que estão em contato direto com o Espírito Santo. Eles renunciaram aos seus desejos para viverem inteiramente em prol do Reino, e por terem mais intimidade com Deus, são capazes de entender qual é a vontade d'Ele para os outros dois grupos e conseguem trazer essas pessoas para perto, dando suporte e direção. Às vezes, correm o risco de cair no erro da religiosidade ao fazerem muitas coisas para o Mestre e negligenciarem o fato de que sempre há mais d'Ele para conhecer e experimentar.

Voltando à história da mulher... Às vezes, eu me coloco no lugar dela e imagino se eu seria capaz de tomar uma atitude radical assim, a ponto de superar todos os empecilhos, ou se desistiria no meio do caminho e voltaria frustrado para casa. Ela não era sequer uma seguidora à distância, mas se aproximou,

O PONTO DE PARTIDA

rasgou a multidão, passou pelos discípulos e conseguiu tocar nas vestes do Único que tinha o poder de trazer esperança.

Na época em que eu lidava com o sentimento de comparação e tudo o que ele me trazia, precisei ser intencional e radical para vencer minhas emoções e tocar em Jesus. Continuar me comparando com aqueles que estavam ao meu redor, ao invés de aprender com eles, não me levaria a lugar nenhum. Foi quando eu comecei a buscar o Senhor com mais intensidade, decidido que iria superar os meus obstáculos para tocar em Suas vestes também.

A PROVA DE FOGO

Não é fácil seguir a Jesus, sempre existirá algo tentando nos impedir de chegar até Ele. Esse é um desafio que vamos enfrentar durante todo o nosso tempo na Terra — porque não dá para fugir das circunstâncias difíceis —, mas devemos permanecer firmes em nosso compromisso com Ele! Hoje, quais são os obstáculos que estão impedindo você de experimentar a transformação de Deus em sua vida? Ficar parado, à espera de um milagre, apenas observando os outros progredirem e vencerem batalhas não é a atitude que Ele espera daqueles que conhecem a Verdade. Nós fomos chamados para avançar espiritualmente!

> *Mas, seguindo a verdade em amor, cresçamos em tudo naquele que é a cabeça, Cristo.* (Efésios 4.15)

Há alguns anos, antes do YouTube, eu enfrentava umas das maiores lutas financeiras em minha vida, como relatei nos capítulos anteriores, e para piorar a situação, um grande espaço foi criado entre mim e a Taty, minha esposa. Eu passava boa parte do dia me arriscando em novos empreendimentos ou trabalhando em outros lugares, e quando voltava para casa, bem tarde da noite, estava cansado demais para desfrutar de um tempo de qualidade com a minha família. Aos poucos, fomos nos distanciando como casal e, quando percebi, estávamos agindo como estranhos debaixo do mesmo teto. Era frustrante notar que o nosso relacionamento não estava indo tão bem quanto o de algumas pessoas próximas a mim.

Guarde isso em seu coração, querido leitor: presenciar o sucesso daqueles que estão prosperando ao nosso lado pode, sim, servir como uma injeção de inspiração e potencializar a nossa fé, mas jamais deve nos levar à comparação. Esse foi um dos aprendizados mais importantes da minha vida.

Foi em meio a toda essa tempestade que comecei a gravar os primeiros vídeos para o canal. Eu não dava detalhes sobre os planos que tinha para a minha esposa, e ela também não entendia como aquilo poderia gerar algum tipo de resultado positivo para a nossa condição. De certa forma, isso também contribuiu para o nosso afastamento e nos fez sentir ainda mais incompreendidos um pelo outro.

Depois de um tempo assim, perdi completamente a esperança de que eu e a Taty pudéssemos nos dar bem de novo e cheguei até a considerar desistir de tudo e recomeçar minha vida em outro lugar. Mas, ao refletir e orar, eu me lembrei da aliança que fiz com ela, diante de Deus, e dos meus filhos, ainda tão dependentes de mim. Eu precisei escolher entre dar fim ao meu casamento ou lutar pela restauração da minha família. É claro, a segunda opção era mais difícil de colocar em prática e exigia mais fé e convicção da minha parte.

Dentro de mim, havia uma luta entre a carne o espírito, e eu busquei ao Pai incessantemente, orando por sabedoria e para que não fosse feito o meu querer, mas o d'Ele. Foi então que Sua voz ecoou em minha mente, contrariando tudo o que o mundo e a minha carne diziam.

> *Meus irmãos, tenham por motivo de grande alegria o fato de passarem por várias provações, sabendo que a provação da fé que vocês têm produz perseverança. Ora, a perseverança deve ter ação completa, para que vocês sejam perfeitos e íntegros, sem que lhes falte nada.* (Tiago 1.2-4)

> *Alegrem-se na esperança, sejam pacientes na tribulação e perseverem na oração.* (Romanos 12.12)

Enquanto alguns amigos me aconselharam a abandonar tudo e buscar meu próprio sucesso pessoal, o Espírito Santo me mostrou que eu precisava passar pelo fogo para ser purificado. Era necessário crucificar as minhas próprias vontades e convicções para me tornar um verdadeiro discípulo de Jesus. Naqueles dias, todas as pregações que eu ouvia apontavam para uma vida de sacrifícios, a morte da minha natureza caída e o nascimento de uma nova natureza, redimida à imagem do Pai. Fui profundamente impactado pela parábola do credor incompassivo (cf. Mateus 18.23-35), que me lembrou do perdão incondicional de Deus. Ele me resgatou quando eu estava distante e cheio de pecados, e agora me convidava a oferecer o mesmo perdão a minha esposa.

Com o coração quebrantado pela Palavra, uma força de vontade sobrenatural veio sobre mim, e eu decidi que não desistiria do meu casamento. Estava determinado a lutar e rasgar a multidão, e não importava o preço que teria que pagar, eu iria perseverar até testemunhar a restauração da minha família! Sei que pode parecer apenas um discurso bonito, mas aqueles que já enfrentaram grandes desafios na vida sabem o quão tentador é desistir quando as coisas ficam difíceis. Comigo não foi diferente: a cada novo amanhecer, eu precisava me lembrar da misericórdia de Deus e, clamando pela ajuda do Espírito Santo, tinha as minhas forças renovadas para continuar a batalha.

> **Dentro de mim, havia uma luta entre a carne o espírito.**

Aos poucos, a atmosfera em minha casa começou a se transformar. O ressentimento que por tanto tempo nos cercou estava desaparecendo, e gradualmente voltamos a nos sentir bem e em paz um com o outro. Com o passar do tempo, fomos tomados por uma expectativa de que algo novo viria do Senhor, e isso se confirmou quando descobrimos que nossa filhinha, Chloe, estava a caminho — ela chegou como uma marca do agir do Pai em nossa família. Durante a gravidez da Taty, recebemos uma palavra específica para aquele momento.

> *Porque há esperança para a árvore, pois, mesmo cortada, voltará a brotar, e não cessarão os seus rebentos. Se as suas raízes*

> *envelhecerem na terra, e o seu tronco morrer no chão, ao cheiro das águas brotará e dará ramos como a planta nova.*
> (Jó 14.7-9)

Essa foi uma experiência que vivi com Deus e que deixou uma marca em mim. Aos olhos de qualquer pessoa, o meu lar parecia morto, completamente destruído e sem chance alguma de conserto — e muitas vezes eu fui tentado a achar o mesmo —, porém, para o Senhor, ainda existia vida. Nessa situação, precisei atravessar a multidão e ir atrás do Único que tinha a solução. Eu precisei passar pelo fogo para experimentar um relacionamento mais profundo com o meu Pai.

PRIMEIRO, O CORAÇÃO

Com uma perspectiva sobre o plano de Deus para minha família, os meus horizontes também se ampliaram. Um ciclo estava se encerrando, abrindo caminho para uma temporada mais tranquila. Meu canal do YouTube começou a receber mais visualizações e minhas preocupações financeiras foram diminuindo. Entendi que há um tempo certo para cada coisa, Deus nunca nos dá uma bênção que não estamos preparados para receber, e o período de provação me preparou para avançar mais um passo.

Um provérbio me marcou muito nessa época: "Dá-me, filho meu, o teu coração, e os teus olhos se agradem dos meus caminhos" (Provérbios 23.26). Cada vez que eu lia esse texto, o Espírito Santo me dizia: "Filho, você deseja viver, de verdade, o propósito que tenho para sua vida? Então Me entregue seu coração". Assim, primeiro, Ele me deu uma nova visão no meio do deserto e me convenceu de que nada é impossível diante do Seu poder. Depois, tocou em meu coração, aumentando a minha paixão pela Sua presença e me tornando totalmente dependente d'Ele. O melhor de tudo foi que a minha esposa não ficou de fora desse poderoso processo, e os meus filhos, enquanto cresciam, também aprendiam a amar a companhia do Espírito Santo.

PRO-CES-SO! Não podemos perder essa palavra de vista! Para me tornar um filho e discípulo melhor, tive que passar por inúmeros processos por meio dos quais Deus desenvolveu minha maturidade e perseverança. Lidei com etapas de aperfeiçoamento no trabalho, nas experiências com a banda de rock e até mesmo na igreja. Fui desafiado a mudar certas coisas em mim que nunca imaginei que precisariam ser purificadas. Até o fim da minha vida, ainda vou passar por muitas estações diferentes, a Sua obra em mim ainda não acabou. Hoje, vejo que tenho vencido todas as minhas batalhas porque submeti a minha mente — e tudo o que sou — à renovação que só a Palavra pode operar.

> *E não vivam conforme os padrões deste mundo, mas deixem que Deus os transforme pela renovação da mente, para que possam experimentar qual é a boa, agradável e perfeita vontade de Deus.* (Romanos 12.2)

Não há lugar para o velho homem quando decidimos nos submeter ao Pai, o antigo modo de viver e pensar precisa ser deixado para trás. Você quer ser um discípulo que tem intimidade com Cristo? Dê tudo de si e entregue a Ele o que você tem de mais precioso, como fez a mulher que quebrou o vaso de alabastro com um perfume valioso aos pés de Jesus.

> *Estando ele em Betânia, reclinado à mesa, em casa de Simão, o leproso, veio uma mulher trazendo um vaso de alabastro com preciosíssimo perfume de nardo puro; e, quebrando o alabastro, derramou o bálsamo sobre a cabeça de Jesus.* (Marcos 14.3 – ARA)

Nessa passagem bíblica, é relatado que o perfume derramado aos pés do Mestre valia cerca de trezentos denários, isto é, trezentos dias de trabalho![1] Já imaginou o que dá para fazer com todo esse dinheiro? Essa é uma pergunta tentadora para qualquer ser humano, e foi também o que os discípulos de Jesus questionaram.

> *Vendo isto, os discípulos ficaram indignados e disseram: — Para que este desperdício? Este perfume poderia ter sido vendido por muito dinheiro, para ser dado aos pobres.* (Mateus 26.8-9)

O que eles não sabiam era que Jesus estava Se agradando da atitude radical daquela mulher, porque a ação dela refletia um coração totalmente entregue a Ele (v. 10-13). Além de renunciar a boa parte dos seus bens, ela ainda ficou em uma posição

---

[1] N. E.: o denário era uma moeda romana utilizada naquela época e correspondia ao salário diário de um trabalhador bem pago.

vulnerável diante de um grande grupo que, indignado diante da cena, não demorou muito para a criticar.

Se Deus está chamando você para uma vida de obediência radical, é muito provável que as pessoas ao seu redor não entendam e argumentem que isso não faz sentido ou que não é necessário. Você terá de lidar com tentações que vêm da sua própria natureza, como, por exemplo, um sussurro em sua mente o incentivando a permanecer confortável, dentro da zona de conforto, em vez de apostar a sua segurança em algo incerto — segundo a visão humana —, sustentado somente pela fé.

Alguns vão apelar para a perseguição, incomodados com o fato de você confrontar o pecado enraizado nesse mundo. Isso acontece com todo aquele que decide caminhar com Cristo, desde a criança zombada pelos seus colegas na escola por pregar o Evangelho, até o adulto rejeitado por não negociar os seus princípios. Eu mesmo já fui perseguido em minhas redes sociais quando repliquei o que o meu Pai ensinou. Não me assustei com isso, pelo contrário, sei que sofrer opressão social faz parte da vida de um cristão, e é motivo de alegria (cf. Mateus 5.11-12). Em um século no qual o perdão se tornou ingenuidade, o arrependimento é visto como humilhação, e uma conduta de santidade é perda de tempo, raros são os que têm coragem de romper a multidão para chegar até o Senhor.

Mesmo que eu seja ameaçado e pressionado a me calar, continuarei declarando as mensagens que o Espírito Santo colocar em meu coração. Os meus seguidores já chegaram a perguntar qual é a fórmula para o sucesso no YouTube, e a resposta é a mesma, não só para o YouTube, como também para tudo o que fazemos aqui na Terra: se o meu Pai diz, eu faço; se Ele não diz, não faço. É simples, mas muitos não conseguem colocar essa orientação em prática, porque estão preocupados demais com o que a sociedade tem a dizer — se vão ser aprovados diante dos homens ou se vão se tornar alvos de chacota.

Por essa razão, quero incentivar você a não dar ouvidos às vozes ao seu redor. Algumas pessoas podem ser uma pedra de tropeço em seu caminho, não por mal, mas pelo fato de que ainda precisam conhecer a Jesus, o dono da única voz que importa. Assim como a mulher do fluxo de sangue, você crê que a sua história pode mudar com um simples toque nas vestes de Cristo? Se a sua resposta foi "sim", então a única coisa que o separa do seu propósito é a multidão. Chegou a hora de rasgá-la, pelo poder do Espírito Santo, e ser quem o Pai o criou para ser!

MESMO QUE EU SEJA AMEAÇADO E PRESSIONADO A ME CALAR, CONTINUAREI DECLARANDO AS MENSAGENS QUE O ESPÍRITO SANTO COLOCAR EM MEU CORAÇÃO.

Capítulo 6

PERMANECENDO NA VISÃO

É maravilhoso quando abrimos a Palavra de Deus e somos tocados pelo Espírito Santo. Eu posso ter um milhão de compromissos durante o dia, mas aprendi que a minha prioridade deve ser o meu momento devocional com o Pai, e isso é algo que não posso negociar! De manhã, quando entro no quarto, fecho a porta e abro a Bíblia, sou revigorado, e as histórias me enchem de inspiração e coragem para permanecer na vontade de Deus.

O Senhor sempre levanta os Seus servos para fazerem a diferença onde estão e mostrarem o Seu poder àqueles que ainda não O conhecem — perceber isso é fascinante! Essa é uma realidade na vida de diversos personagens bíblicos, como, por exemplo, o Apóstolo Paulo, que escreveu boa parte do Novo Testamento e foi poderosamente usado por Deus. Por causa dele, hoje temos acesso a textos cheios de sabedoria e ensinamentos práticos sobre a vida cristã.

O PONTO DE PARTIDA

Sempre que estudo as suas cartas, tento imaginar as provações que ele teve de enfrentar cada vez que recebia uma missão do Espírito Santo. Eu já enxergava Paulo como um exemplo de resiliência e perseverança, mas isso se intensificou quando fui ao cinema com a minha família assistir a um filme sobre a vida dele. Meus irmãos, como fui impactado naquele dia!

Quando vi a cena em que ele, depois de ter renunciado a tudo o que tinha para anunciar a salvação (cf. Filipenses 3.7-8), é lançado no fundo de um calabouço, percebi como a minha vida cristã é tranquila comparada à dos cristãos daquela época. Paulo e seu amigo, Silas, foram açoitados injustamente com varas, e presos a um tronco pelos pés, só por terem libertado uma mulher da opressão de Satanás (cf. Atos 16.16-18). Ainda assim, em nenhum instante murmuraram, ao contrário, começaram a orar e louvar ao Senhor.

> *E, depois de lhes darem muitos açoites, os lançaram na prisão, ordenando ao carcereiro que os guardasse com toda a segurança. Este, recebendo tal ordem, levou-os para o cárcere interior e prendeu os pés deles no tronco. Por volta da meia-noite, Paulo e Silas oravam e cantavam louvores a Deus, e os demais companheiros de prisão escutavam.* (Atos 16.23-25)

Quantos de nós podem afirmar com convicção que teriam a mesma atitude que esses homens? Será que seríamos perseverantes se estivéssemos sendo perseguidos por causa da Verdade? Sei que esse é um caso distante da nossa realidade, já que estamos em um país livre que não possui nenhuma lei que nos proíba de seguir a Cristo e caminhar por aí com a Bíblia debaixo do braço. Mas a questão é que, por muito menos, somos capazes de negar a nossa fé diante das circunstâncias e questionar a Deus o porquê de estarmos vivendo certas situações.

O que fez a diferença para esses dois homens foi a forma como eles enxergavam a vida, com a ótica do Evangelho e o entendimento de que eram filhos amados, e não órfãos injustiçados. Para eles, o desafio era manter essa visão enquanto estavam acorrentados, mas, para nós, a circunstância pode ser muito mais sutil, invisível aos olhos naturais, com um efeito tão prejudicial para a nossa fé quanto a perseguição.

Será que seríamos perseverantes se estivéssemos sendo perseguidos por causa da Verdade?

Às vezes, por imaturidade espiritual, reclamamos de tudo que não acontece como gostaríamos, investimos tempo e dinheiro em planos que vieram do nosso próprio coração, não buscamos a direção do Espírito Santo, e, na primeira frustração, agimos como bebês espirituais. Agora mesmo, estou sentado em uma poltrona confortável, de onde posso escrever as minhas experiências com Deus e ajudar outras pessoas a acessarem o chamado delas. No Brasil, há total liberdade de expressão religiosa e não vemos cristãos sendo torturados por falarem de Jesus, apesar disso, ainda ousamos reclamar em momentos de aflição.

A Igreja, como um todo, precisa voltar à essência do Evangelho e se afastar de todo e qualquer tipo de "cristianismo" contrário às Escrituras. Devemos seguir os passos daqueles que foram exemplo no passado, como Paulo e Silas, ambos com um espírito grato ao Senhor pela maravilhosa oportunidade de serem instrumentos d'Ele, independentemente das circunstâncias.

UMA VISÃO LIMPA

No começo deste livro, narrei como foi o meu processo de crescimento espiritual até que eu entendesse de uma vez por todas que sou filho de Deus. A mentalidade de órfão que estava impregnada em mim não desapareceu do dia para a noite, mas foi tratada por meio das situações boas e ruins que passei junto ao Espírito Santo.

Todo cristão passa por processos como esse, mesmo que eles sejam invisíveis aos olhos dos outros. Paulo, na passagem que relata a sua conversão, é descrito como um homem confuso que vivia para ameaçar os cristãos da época, pensando que assim estaria fazendo a vontade de Deus. Ele acreditava que o Messias era um falso profeta (cf. Atos 6.11; 8.1) e pretendia levar os seguidores d'Ele para a prisão, até que um acontecimento o fez parar: o próprio Jesus apareceu diante dos seus olhos!

> *Ele [Paulo] perguntou: — Senhor, quem é você? E a resposta foi: — Eu sou Jesus, a quem você persegue. [...] Então Saulo se levantou do chão e, abrindo os olhos, nada podia ver. E, guiando-o pela mão, levaram-no para Damasco.* (Atos 9.5,8 – acréscimo nosso)

Quando ainda era chamado de Saulo, ele era apenas um homem bem estudado nas doutrinas da sua fé — tinha conhecimento, mas não entendimento. O que Paulo precisava, na verdade, era da visão correta, não só sobre si mesmo, mas também sobre Jesus! Ele agia como se fosse um guardião do judaísmo, porém, quando se deparou com o próprio Deus encarnado, o seu real problema foi exposto: não podia discernir a Verdade.

Depois dessa experiência extraordinária, Paulo poderia ter ficado manco, como Jacó (cf. Gênesis 32.31); mudo, como Zacarias (cf. Lucas 1.20); ou até morrer, como os setenta homens de Bete-Semes (cf. 1 Samuel 6.19), mas ele, especificamente, perdeu a capacidade de ver. Pelos três dias seguintes, o apóstolo viveu como cego e precisou ser ministrado por Ananias, um discípulo de Cristo, para voltar a enxergar.

> *Então Ananias foi e, entrando na casa, impôs as mãos sobre Saulo, dizendo:* — *Saulo, irmão, o Senhor Jesus, que apareceu a você no caminho para cá, me enviou para que você volte a ver e fique cheio do Espírito Santo. Imediatamente caíram dos olhos de Saulo umas coisas parecidas com escamas, e ele voltou a ver. A seguir, levantou-se e foi batizado.* (Atos 9.17-18)

Muitos podem ler esse texto bíblico e prestar atenção só nas escamas que caíram dos olhos de Paulo, fazendo com que ele voltasse a ver. Às vezes, eu me esforço para imaginar essa imagem em minha cabeça, ver um cego sendo totalmente curado, de um segundo para o outro, é algo que confronta a lógica humana. Porém, mais importante do que ter os olhos restaurados, foi que, a partir daquele dia, o Espírito Santo entrou em sua vida, e tanto a sua visão natural quanto a espiritual nunca mais foram as mesmas.

Se o homem responsável por escrever boa parte do Novo Testamento precisou passar por todas essas situações para entender a razão da sua vida aqui na Terra, é normal que nós também levemos algum tempo até construirmos um entendimento sólido a respeito do nosso propósito. Alguns processos podem levar anos, ou até décadas, para serem cumpridos, enquanto outros aprendizados são absorvidos rapidamente. Seja como for, num ritmo lento ou acelerado, nossa missão é buscar perseverança para viver na visão que recebemos — a de filhos de Deus.

Não se preocupe com realizar grandes milagres ou se tornar uma referência para a sua geração de uma hora para a outra. Tudo tem o seu tempo debaixo do céu.

> *Tudo tem o seu tempo determinado, e há tempo para todo propósito debaixo do céu.* (Eclesiastes 3.1)

Se você é o tipo de pessoa que fica aflita só de pensar que deveria estar fazendo milhões de tarefas, mas não consegue terminar nem a metade do que planejou, ou se, mesmo depois de chegar até aqui neste livro, continua sem saber qual é o seu chamado, tenho um recado para lhe dar: nada é mais importante do que ser filho de Deus! Um dia, você pode alcançar as suas maiores metas, conseguir o emprego que sempre quis ou se tornar um famoso evangelista, porém, se não entender que o seu maior propósito neste mundo é desfrutar um relacionamento com o Pai, nunca se sentirá realizado. Essas são as maiores escamas que alguém pode ter nos olhos.

A revelação do Senhor a nosso respeito reflete na forma como vemos a nós mesmos e ao próximo, e influencia as nossas decisões. Foi isto que aconteceu na história do apóstolo Paulo: ele tinha a sua identidade como filho de Deus oculta, o que o levava a perseguir os cristãos. Ao entender quem era, a sua velha natureza ficou para trás, dando lugar a um novo homem, que até hoje impacta milhares de vidas.

OS TRÊS PILARES

Sabe aqueles shows de televisão que convidam moradores de casas muito velhas e lhes oferecem uma restauração completa, arrumando tudo, do teto ao piso? É impressionante como a equipe do programa consegue reformar cada pedacinho da casa e deixar o lar novo em folha em um prazo inacreditável! Quando os moradores veem o resultado, muitos ou esbanjam empolgação com gritos e risadas, ou choram de emoção por causa de um sonho realizado.

Agora, imagine que os proprietários vivam tranquilamente na nova casa e, pelos próximos vinte anos, não se preocupem em fazer manutenção alguma na estrutura do imóvel. Com certeza, rachaduras, canos ressecados, vazamentos de água, manchas de mofo e muitos outros problemas apareceriam. Isso porque tudo nesse mundo necessita de cuidados para se manter em perfeito funcionamento.

Tudo nesse mundo necessita de cuidados para se manter em perfeito funcionamento.

Esse é o mesmo tipo de zelo que devemos ter com a nossa fé. Uma vez que recebemos uma nova visão, limpa e cristalina a respeito de quem somos em Deus, devemos ter cautela para não voltarmos à mentalidade da velha natureza. Ao nosso redor, são muitas as tentações e inúmeros os desafios que, como uma forte tempestade, tentarão destruir as bases da nossa confiança no Senhor. Não estou falando disso como alguém que está do lado de fora do processo, e sim como um homem que passa diariamente por situações que mostram a necessidade da manutenção da visão espiritual. Dia após dia, a Palavra, que é viva e eficaz, renova o meu interior e revela o que preciso consertar.

> *Porque a palavra de Deus é viva e eficaz, e mais cortante do que qualquer espada de dois gumes, e penetra até o ponto de dividir alma e espírito, juntas e medulas, e é apta para julgar os pensamentos e propósitos do coração.* (Hebreus 4.12)

Percebendo que eu não era um único a ser atacado por mentiras que tentavam me desviar do propósito, e que milhares de pessoas estavam batalhando contra situações muito semelhantes às minhas, passei a falar de três temas fundamentais em meu canal do YouTube. Com certeza, eles também servirão para ajudar você a manter os olhos fixos no alvo, que é Jesus.

Arrependimento

Ainda é comum ouvir dizer que o arrependimento é um evento único na vida do cristão, que acontece apenas no dia da sua conversão e nunca mais é necessário. Essa é uma mentalidade enganosa que tem levado muitas pessoas para o Inferno, além de contaminar a Igreja com ideias contrárias à Verdade.

Na Palavra, aprendemos que Jesus morreu para santificar a Sua noiva, para que ela estivesse sempre limpa e sem culpa alguma diante d'Ele (cf. Efésios 5.25-27; 2 Coríntios 11.2), e é nossa responsabilidade cuidar para que a vontade do Noivo seja realizada. Tudo o que precisamos fazer é deixar que o Espírito Santo arranque de nós aquilo que ainda tem raízes na velha natureza. Não deixe que os seus maus hábitos envergonhem o sacrifício feito na cruz (cf. Hebreus 6.6), mas os apresente a Deus e peça forças para vencê-los.

Caiu? Levante-se! Errou? Conserte! O arrependimento não é uma daquelas vacinas de dose única que recebemos na infância, mas é como uma vitamina que precisamos tomar todos os dias. Enquanto Jesus não nos levar para as Suas moradas eternas, teremos imperfeições de caráter e precisaremos nos arrepender para sermos achados santos quando Ele voltar.

Santidade

A santidade nos mantém separados do pecado, é a nossa escolha de viver afastados de tudo que não agrada ao Pai, e de querer ser como Ele é. As Escrituras afirmam que, se não tivermos uma vida santa, seremos incapazes de ver a Deus.

> *Procurem viver em paz com todos e* **busquem a santificação**, *sem a qual ninguém verá o Senhor.* (Hebreus 12.14 – grifo nosso)

Ter um caráter que espelha a imagem Cristo, o nosso maior exemplo, é uma decisão que tomamos a cada instante, e, por isso, requer uma vigilância constante das nossas atitudes (cf. Mateus 26.41). Ele mesmo nos ensinou que até nos pensamentos podemos cometer uma iniquidade (cf. Mateus 5.28), apesar de não termos praticado nenhum ato ilícito. "Se for assim, Wagner", você pode pensar, "quem é capaz de ser santo?". Todos que nasceram de novo, pela graça de Deus. Essa é a boa notícia do Reino dos Céus! Por meio do sangue do Cordeiro, que nos lavou e justificou, o processo de santificação já começou em nós.

> *Bem-aventurados aqueles que lavam as suas vestiduras [no sangue do Cordeiro], para que lhes assista o direito à árvore da vida, e entrem na cidade pelas portas.* (Apocalipse 22.14 – ARA)

Santidade é sobre ter a chance de fazer aquilo que irá desagradar a Deus, mas, por amor a Ele, optar por não fazer. Lembre-se disto e coloque em prática: quando um pensamento pecaminoso surgir, repreenda pelo nome de Jesus e declare as verdades da Palavra a respeito da sua nova natureza redimida!

Identidade

Esse é o terceiro e último pilar para você, que deseja permanecer firme na visão que recebeu do Senhor. Os dois primeiros pontos que abordamos, arrependimento e santidade, dependem diretamente do entendimento de que Deus nos chamou para sermos filhos (cf. Romanos 8.17). Não importa quantos erros já cometemos no passado, ou as dificuldades que estamos enfrentando neste exato momento, nada mudará a forma como o Pai nos vê (cf. Romanos 8.38-39). É a bondade d'Ele para com os Seus filhos que nos motiva a melhorar a cada manhã, buscando um arrependimento baseado não no sentimento de culpa, mas no amor que temos pela Sua presença.

> *Ou será que você despreza a riqueza da bondade, da tolerância e da paciência de Deus, ignorando que **a bondade de Deus é que leva você ao arrependimento?*** (Romanos 2.4 – grifo nosso)

Jamais acredite que a sua prosperidade é medida por aquilo que é visível, porque nem sempre um bom relacionamento com Ele se refletirá em sucesso material. Agora mesmo você tem a chance de entrar em seu quarto para ter uma conversa íntima com o Pai, e essa é a maior riqueza que podemos desfrutar nesse mundo!

Pode ser que hoje você esteja passando por um longo deserto, cheio de lutas e provações (cf. Mateus 4.1), ou esteja em um lindo e calmo pasto verdejante (cf. Salmos 23.2). Nada disso importa, desde que a sua identidade não seja perdida de vista. Essa é a visão mais valiosa que o Senhor lhe revelará, e o cumprimento do seu propósito depende dela. Você quer refletir a imagem d'Ele e exalar o Evangelho neste século? Viva como um filho de Deus, e os sinais o seguirão!

> *E estes sinais **seguirão** aos que crerem: em meu nome expulsarão os demônios; falarão novas línguas; pegarão nas serpentes; e, se beberem alguma coisa mortífera, não lhes fará dano algum; e*

O PONTO DE PARTIDA

> *porão as mãos sobre os enfermos, e os curarão.* (Marcos 16.17-
> -18 – ACF – grifo nosso)

Muitas adversidades tentaram me fazer parar, e algumas até me levaram ao fundo do poço. Mas, hoje, sei que não existe abismo fundo o bastante para o Senhor, nada é capaz de impedir o Seu socorro! Se não fosse pela misericórdia d'Ele, eu não estaria aqui, e se saí de onde estava, é porque tenho um propósito a cumprir.

Pare um pouco e reflita sobre todas as adversidades que você já enfrentou e tudo o que já venceu. Imagino que não foram poucas as batalhas em sua vida, mas saiba que o seu Pai sempre esteve ao seu lado, guiando cada um dos seus passos para que, agora, estivesse lendo estas páginas. Creia que nada disso é uma mera coincidência, o nosso Deus não trabalha com acasos! Hoje, você tem a chance de escrever uma nova história e participar do que Ele está fazendo em nossa nação. Lembre-se: o fim deste livro, para você, é apenas o ponto de partida!

SANTIDADE É SOBRE TER A CHANCE DE FAZER AQUILO QUE IRÁ DESAGRADAR A DEUS, MAS, POR AMOR A ELE, OPTAR POR NÃO FAZER.

POSFÁCIO

Caro leitor,
Temos certeza de que a leitura desta obra foi uma jornada emocionante e inspiradora para você. Afirmamos isso porque a história de Wagnão é um lembrete poderoso de que a persistência e a obediência a Deus são a chave para descobrirmos e cumprirmos nosso propósito na Terra. As palavras e os relatos contidos aqui nos convidam a mergulhar profundamente na busca por conhecer ainda mais o Senhor, e nos encorajam a enfrentar os desafios da caminhada mantendo os olhos no Autor e Consumador da nossa fé.

Cada capítulo deste livro foi trabalhado com dedicação e cuidado para preservar a essência e a voz única do autor. Cada ensinamento foi aprimorado para que chegasse até você com clareza e impacto, transmitindo o poder transformador da Graça de Deus. O autor nos conduziu sensivelmente em sua trajetória de transformação e descoberta do propósito do Pai para a sua vida, e desde a nossa primeira reunião, foi possível perceber que estávamos diante de uma narrativa singular. O seu testemunho revela uma jornada de superação, fé e coragem, e carrega uma mensagem profunda que ecoa o poder de Deus. Por tudo isso, o processo para construir o enredo que perpassa as páginas deste livro foi uma experiência única!

Em cada etapa da produção, a presença do Espírito Santo foi tangível. E, por isso, temos convicção de que não é por acaso que você tem essa obra em suas mãos. Acreditamos que ela chegou até você com um propósito do Senhor, para que você também seja despertado e motivado a perseguir seus sonhos, confiando na voz que transforma destinos.

Agradecemos ao autor, Wagnão, por confiar a nós a missão de compartilhar sua história com o mundo e por permitir que fizéssemos parte deste projeto tão significativo. Agradecemos também a Deus, cuja mão esteve presente em todo o processo, guiando-nos e abençoando-nos abundantemente.

Por fim, caro leitor, reforçamos que este livro foi pensado para ser um ponto de partida para você também. Desejamos que esta leitura tenha sido um instrumento poderoso de transformação e ressignificação em sua vida. Que, ao se aprofundar nas histórias contadas nestas páginas, você tenha encontrado a força e a fé necessárias para enfrentar seus próprios desafios e viver plenamente o seu propósito.

Equipe Editorial 4 Ventos

Este livro foi produzido em Adobe Garamond Pro 12 e
impresso pela Gráfica Promove sobre papel Pólen Natural 80g
para a Editora Quatro Ventos em outubro de 2023.